VEGANISMO PARA VEGANOS Y NO VEGANOS

...una manera simple de entenderlo

Dra. Venezuela Rodríguez Laprea

Reservados todos los derechos. No se permite la reproducción total o parcial de esta obra, ni su incorporación a un sistema informático, ni su transmisión en cualquier forma o por cualquier medio (electrónico, mecánico, fotocopia, grabación u otros) sin autorización previa y por escrito de los titulares del copyright. La infracción de dichos derechos puede constituir un delito contra la propiedad intelectual.

El contenido de esta obra es responsabilidad del autor y no refleja necesariamente las opiniones de la casa editora. Todas las imágenes fueron proporcionadas por el autor, quien es el único responsable por los derechos de las mismas.

Publicado por Ibukku
www.ibukku.com
Diseño y maquetación: Índigo Estudio Gráfico
Copyright © 2019 Dra. Venezuela Rodríguez Laprea
ISBN Paperback: 978-1-64086-470-2
ISBN eBook: 978-1-64086-471-9

ÍNDICE

INTRODUCCIÓN — 5

PRIMERA PARTE:
Ética y Moral.
Consideraciones Personales — 9

    Capítulo 1: ¿Qué es el veganismo? ¿Qué es la alimentación basada en plantas? — 11
    Capítulo 2: Breve historia del veganismo — 13
    Capítulo 3: ¿Qué lleva a una persona a hacerse vegana? — 17
    Capítulo 4: ¿Por qué abandonan algunas personas el veganismo? — 23
    Capítulo 5: ¿Qué esperar de mi entorno si me hago vegano? — 27
    Capítulo 6: ¿Por qué la gente opina sobre veganismo sin base? — 31
    Capítulo 7: ¿Por qué se ataca al veganismo? — 35

SEGUNDA PARTE:
Sobre Salud — 41

    Capítulo 1: Alimentación y nutrición vegana — 43
    Capítulo 2: ¿Qué está contribuyendo al crecimiento del veganismo? — 45
    Capítulo 3: Relación de la dieta basada en plantas con las enfermedades crónicas — 47

TERCERA PARTE:
Breve Información sobre Nutrientes — 49

CUARTA PARTE:
Dieta basada en plantas, salud y buena nutrición — 65

QUINTA PARTE:
Actual uso y abuso de la palabra "Vegano" — 75

SEXTA PARTE:
Leer Etiquetas — 79

SÉPTIMA PARTE:
Uso de la Hierbas Aromáticas en la Cocina Vegana — 83

OCTAVA PARTE: Preguntas Veganas (y mis respuestas) — 87

EPÍLOGO — 91

INTRODUCCIÓN

La idea de escribir este libro es, por un lado, transmitir parte de los conocimientos que he ido acumulando en estos años sobre alimentación basada en plantas y veganismo, y por otro, transmitir parte de mi experiencia personal y la de mis pacientes, amigos y otras personas que han adoptado esta forma de vivir.

No es fácil encontrar libros sobre veganismo en español, probablemente porque los países de habla castellana se han dedicado menos a la investigación en este tema o porque, por cultura, es más difícil encontrar veganos en estos países. Además, creo que los países de habla hispana estamos más cerrados a nuevas conductas y experiencias; en algunas regiones apenas se conoce el vocablo y menos la ideología y sus bases científicas, y con bastante frecuencia me ha tocado explicarlo.

Dice el diccionario de la Real Lengua Española:

VEGANISMO: Actitud consistente en rechazar alimentos o artículos de consumo de origen animal.

No es mi intención tampoco que ustedes adopten al veganismo como su forma de vida, esa es una decisión personal, pero sí mostrar otra cara del veganismo que no sea la cara radical que muchas veces toma lugar en los medios, sobre todo los amarillistas, o la cara de la ignorancia hacia algunos temas. Promover no es obligar.

Mis intenciones son tres; primero: que la gente tenga una visión clara del veganismo y no se lance por un vacío informático si decide hacerse vegano (aunque ya hay bastante bibliografía); segundo: para los que ya son veganos y lean este libro, compartir con ustedes mi experiencia de ser vegana desde hace 8 años; tercero: para los que tengan cerca un vegano, que puedan comprenderlo mejor, hacer empatía y respetarlo.

Tampoco esperes encontrar todo un tratado científico de difícil comprensión. Lo que quiero es que este trabajo sea simple de entender y agradable a la lectura. Tengo bases como médico endocrino con 40 años de experiencia, dedicada al estudio y la práctica en la alimentación basada en plantas (PBF por sus siglas en inglés) desde hace bastantes años. Además de haber sido vegana por 8 años, tengo bastante experiencia como coach profesional y nutricional ayudando a personas que querían abrazar esta forma de vida. Espero poder aclararte dudas.

Si no eres vegano y no quieres serlo, también será interesante que leas este libro, sobretodo si estás muy cerca de uno; así, tendrás una visión más amplia de lo que es el veganismo y podrás entender a la gente que lo practica, respetarla y verla desde otro punto de vista que te permita ser empático con ella. No tienes por qué compartir la ideología, solo respetar al que la practica.

Empatía: sentimiento de identificación con algo o alguien

Una vez, una persona allegada, familiar cercano a quien quiero y aprecio, me dijo que los veganos eran complicados porque no se les podía invitar a comer, y quizá en parte tenía razón, pues vivimos en un mundo donde desde que nacemos se nos inculca que sin productos animales no se puede vivir ni disfrutar la vida y se nos enseña el gusto por esos productos desde que nacemos, y claro que sí hay limitaciones sociales y culturales a este respecto, pero cada vez son menos, es un poco a poco.

Aún así, nada más lejos de esto; claro que pueden invitarnos, claro que podemos compartir, siempre que haya empatía y respeto hacia todos y entendamos que una razón debe tener esa persona para hacerse vegano. Muchas veces he tenido que compartir socialmente, aun en parrillada, pero ya he aprendido a adaptarme a estas situaciones.

Si eso fuera así, no podrías invitar a un diabético a tu torta de cumpleaños o a un judío a una fiesta si hay cerdo o a un indú si hay res. El que adopta esta forma específica de alimentarse tiene una razón, sea cual sea, para hacerlo, y está en su derecho y no por eso se debe excluir, señalar o burlarse. Nunca debe ser motivo de maltrato, burla o exclusión y hasta ataque, que una persona adopte esta forma especial de alimentarse y de vivir. No me gustan los radicalismos, y hay prácticas y maneras de dar a conocer nuestra posición que no comparto, pero yo no puedo responder por las conductas de otras personas o grupos. No estoy de acuerdo con la imposición, pero sí pienso que son necesarios la divulgación y el conocimiento.

Por último, esto no es un libro de dieta para adelgazar, ni un tratado de anti-aging, ni una receta médica. Tampoco es un consejo médico, una dieta de moda o un tratado científico, y tampoco es un libro para convencer a nadie.

Solo quiero dar una visión más exacta de qué es el veganismo, qué es la alimentación basada en plantas, cuáles son las razones de su existencia y por qué se está produciendo el fenómenos de ver cómo crece a máxima velocidad este movimiento humano. Ha habido muchos movimientos humanos que han desaparecido, el veganismo se mantiene y crece aceleradamente; por algo será.

Por último, si aclaraste dudas sobre el tema o reforzaste conocimientos que ya tenías, el libro cumplió su misión.

PRIMERA PARTE:
Ética y Moral.
Consideraciones Personales

Capítulo 1: ¿Qué es el veganismo? ¿Qué es la alimentación basada en plantas?

Aquí quiero hacer la diferenciación entre veganismo y alimentación basada en plantas.

La alimentación basada en plantas, como su nombre lo indica, es una alimentación donde se excluye todo tipo de alimento de origen animal. Hay que diferenciarla de la vegetariana u ovo-lácteo vegetariana, donde se ingieren productos animales como huevo, leche y sus derivados, aunque se excluye la carne. La alimentación basada en plantas o PBFD (plant based food diet, por sus siglas en inglés) excluye también huevo, leche y sus derivados: quesos, yogurt; y cualquier alimento que contenga algún ingrediente de origen animal.

El veganismo, a su vez, es una filosofía de vida que tiene por base el estar en contra de toda explotación, tortura y abuso animal. Incluye no solo la alimentación, sino el uso de pieles y cuero, el uso de animales para entretenimiento, el uso de animales para experimentación, circos de animales, cualquier acto que implique dejar a animales sin su hábitat natural, la caza, la pesca, cualquier acción en contra del bienestar animal o su tortura y su derecho a vivir en paz. Algunos lo consideran radical pero, repito, tratemos de no juzgar sino de entender de qué se trata esta filosofía.

El veganismo es una filosofía de vida que excluye todo tipo de abuso y tortura animal.

De esta diferencia deriva lo que siempre digo: que todo vegano lleva una alimentación basada en plantas, pero no todo el que lleva una alimentación basada en plantas es vegano.

Dentro del campo de la alimentación basada en plantas, también puedes encontrar 2 tipos: los veganos que ingieren algunos aceites y comidas procesadas, y los llamados WFPBD (Whole Food Plant Based Diet) que no ingieren ningún tipo de aceites ni comidas procesadas.

Capítulo 2 : Breve historia del veganismo

Hace 4 millones de años, el humano vivía de recolectar algunas frutas y de la caza, lo que no le permitía permanecer por temporadas largas en los lugares. Hace solo 10.000 años, el hombre aprende a cultivar y a ser sedentario, lo que le da más poder y estabilidad; el que dominaba la agricultura, dominaba el alimento y con ello el poder. Esto es solo una curiosidad sobre la agricultura y su poder en la raza humana, y lo lenta que es la historia.

Desde hace muchísimos años, en algunos hombres vivió la idea de alimentarse solo de plantas.

En el siglo VI a.C., un grupo religioso en la India la practicaba, basándose en 2 principios: yivá-daia (compasión hacia la vida) y ajimsa (no violencia); era una razón ética y religiosa.

Ya en la Antigua Grecia se practicaba y la teoría científica de que los gladiadores eran vegetarianos cada vez cobra más certeza; la razón era por salud y rendimiento en las batallas. Esto se documenta cada vez con más fuerza con nuevas técnicas de explorar el pasado.

En papeles de 300 años a.C., ya se pide respeto por la vida animal.

Pitágoras promovía el vegetarianismo, así como Platón.

En 1943 se formó la primera sociedad vegetariana en Kent, Inglaterra. En 1850 se creó la de USA y en 1867 la de Alemania.

Muchísimas personalidades importantes de todos los tiempos, como pueden ser Leonardo Da Vinci, Charles Richet, Rausseau, Bernard Shaw, Gandhi, J.H. Kellogs, Tolstoi, Thomas A. Edison, Albert Einstein, Nikola Tesla, muchos filósofos de la antigüedad, y en la era actual muchos científicos, nutricionistas y médicos reconocidos, así como personalidades en otra áreas, practicaron y practican el vegetarianismo.

La idea y práctica del vegetarianismo no es nueva.

Por muchos años, hasta 1944, no se hizo distinción entre vegetarianismo y veganismo, y durante bastante años se discutió en las sociedades vegetarianas si los vegetarianos debían o no consumir otros productos animales como leche y huevos.

El término "vegano" finalmente es acuñado en 1944 por Donald Watson y Elsie Shrigley, para definir el movimiento que tiene como premisa principal la defensa de los animales en todos sus ámbitos. El veganismo no es una dieta, sino una filosofía de vida con fundamentos sociales y científicos que respaldan cada vez más su existencia. Muchos vegetarianos que no consumían carne, pero sí consumían huevos, leche y sus derivados pensando que no estaban haciendo nada en contra de sus creencias o su salud, se volvieron veganos al descubrir lo que hay detrás de la industria de la leche y los huevos, que es tan terrible como la de la carne, y las consecuencias para su organismo. A medida que aumenta la producción, se establecen prácticas cada vez más terribles con total irrespeto al dolor animal y al concepto de que son seres vivientes y sintientes.

Caso de discusión lo presenta la actitud de la gente a través de la historia ante otro tipo de animales más domésticos, y en esto la ciencia ha ayudado con el tiempo, haciendo ver, por un lado, que tanto animales domésticos como no domésticos son seres vivientes y sintientes, y por otro, la relación existente entre alimento de origen animal y algunas enfermedades crónicas. Ya se sabe científicamente que todos los animales sienten dolor y emociones, demuestran alegría, tristeza, amor, afecto y son capaces de dar y recibir.

Pero, ¿por qué sabiendo esto, lo aplicamos a unos sí y otros no? ¿Por qué está bien cuidar y amar a un perro o gato, pero torturan a un toro en una plaza para disfrute de algunas personas? ¿Por qué está bien establecer granjas de animales que nacen y se crían en jaulas toda su vida sin siquiera ver el sol, para terminar siendo asesinados de manera brutal para usar su piel? ¿O esquilar ovejas hasta sangrar para usar su lana? ... la misma oveja que puede ser objeto de un precioso y tierno dibujo infantil.

La industria alimentaria, a lo largo de la historia, ha ido quitándole a los animales que le conviene la característica de ser viviente y sintiente . Hace muchos años veías en las carnicerías al animal completo , después estaban atrás refrigerados, ya no se veían; más adelante, solo comprabas partes en neveras de los supermercados. Ahora, son empaquetados de manera que nada te insinúa que eso fue un ser viviente. Cada vez te alejan más de la posibilidad de que te hagas consciente de lo que estás comprando. Es solo un alimento en una bandeja. Nunca tuvo cara. Nunca viste sus ojos pidiendo aterrados clemencia para no ser asesinados.

Si un niño en una finca se cría al lado de un animal de granja, le pone un nombre, juega con él, aprende a conocerlo, a compartir sus alegrías y tristezas, crece a su lado, no va a permitir que sea asesinado para comérselo, porque le dió un lugar en su corazón y compartió su compasión hacia seres vivos. Todos los niños nacen con ese sentimiento de compasión hacia los animales, por eso les enternecen y los hacen sus amigos.

La industria cárnica hace lo contrario, elimina todo resto de posibilidad de tener compasión hacia ese alimento que en un momento dado fue un ser viviente y sintiente; que siente tanto física como emocionalmente; que pudo haber sido su perro, su gato, su caballo. ¿O no todas las madres de todas las especies defienden a sus críos?

¿Por qué criticar sociedades que comen perros y gatos, pero no criticar que coman conejos, o pollos, o gallinas, o vacas, o carneros, cuando ya sabemos que ellos también sienten? ¿Por qué darle más valor sentimental a unos que a otros? Es para reflexionar.

¿Por qué se hace toda una gestión mundial para evitar festivales donde se asesinan perros para consumo, pero no se levanta la voz para evitar el genocidio de los mataderos? ¿Por qué se acepta y defiende que unos animales sufran actos horribles, pero otros no? Todos sienten. ¿Qué le da el derecho a los humanos de decidir cuáles viven y cuáles mueren?

Capítulo 3: ¿Qué lleva a una persona a hacerse vegana?

Considero que hay varias razones para hacerse vegano, las cuales son: defensa de los animales, salud, cuidado del medio ambiente, religión y moda.

Razones para ser vegano:
-salud
-protección animal
-medio ambiente
-religión

En mi experiencia, las 3 razones que pesan más son: defensa de los animales, salud y medio ambiente; pero las tres están ligadas. Son las que más he encontrado entre muchas personas a las cuales les hice la pregunta de por qué se habían hecho veganos.

Yo creo que el veganismo pudo haber empezado por el deseo de algunas personas de defender a los animales, que son seres sin voz y que cada vez están siendo más abusados y torturados, y nadie levantaba su voz contra ello. Estas personas que comenzaron el movimiento por razones compasivas, probablemente observaron mejoría en su salud y mayor capacidad para enfrentar enfermedades crónicas al dejar de comer productos de origen animal, y esto contribuyó a más apoyo al veganismo y a que los científicos se volcaran con más ahínco a estudiar la relación veganismo-enfermedades crónicas.

Son numerosos los estudios clínicos que relacionan el veganismo con una mejoría en las enfermedades crónicas, con disminución en su aparición y en algunos casos hasta con la reversión; así como con la aparición de enfermedades crónicas no conocidas en grupos sociales que comienzan a ingerir productos animales que no ingerían. Debido a la globalización y al hecho de que ahora podemos acceder fácilmente a los archivos, cada vez más personas se están enterando de los beneficios de la dieta vegana.

Por otro lado, y de nuevo debido a la globalización y al inernet, la gente ha podido enterarse de los horrores que comete la industria alimentaria para producir alimentos de origen animal, hasta el nivel de ser prácticas inhumanas, y eso que supuestamente somos la raza superior. Ahora, estas prácticas están a la vista de todo el mundo por las redes. Muchos lo ven, en unos dejan una herida, en otros no. Muchos lo ven y se hacen veganos, otros lo ven y no lo consideran importante, y otro grupo prefiere no verlo, pero todos sabemos que existe.

No me agrada la lucha que se ha establecido entre veganos y omnívoros; cada uno defiende sus razones: las de los omnívoros son salud y disfrute; la de los veganos son salud, ética, moral, ecología y medio ambiente. Pero considero innecesario atacarse unos a otros, para eso es mejor exponer razones y argumentos. Solo digo que muchos omnívoros, después de oír y ver esas razones y argumentos, si están plena y profundamente convencidos de que es lo correcto, se hacen veganos y no regresan a la vida onmívora. Más adelante, hago una aclaratoria en este sentido de cuando pasa lo contrario.

Hay 2 formas de hacerse vegano: la primera es hacer una transición poco a poco y la segunda es hacerlo de una sola vez y por completo. En mi caso fue la segunda; fue un momento en que en un segundo entendí lo que quería, pero ya venía transitando el camino del vegetarianismo y la compasión animal, además de llevar tiempo como proteccionista animal rescatando, curando y dando en adopción a perros callejeros, así que fue como un momento de poner todo en orden.

Pero en mi experiencia médica he encontrado más personas que hacen este cambio gradualmente; curiosamente les cuesta menos dejar de comer carne que dejar de comer queso, dado que el queso es adictivo.

A los veganos muchas veces se nos hace difícil entender que una persona considere correcto apoyar a una industria que comete las atrocidades contra animales inocentes que se cometen en la industria cárnica, y eso nos crea angustia. Probablemente por eso los veganos tratan de conocer y tratar con otros veganos que los entiendan; incluso he sabido de aplicaciones para conocer veganos. Aún sin entenderlo, tienen que aprender a vivir en este mundo variable. Lo más importante es la divulgación con bases científicas.

Es probable que una persona con sensibilidad especial hacia los animales comience una alimentación vegana y esto le origine que mejore alguna enfermedad crónica o se sienta mejor, y comience a leer sobre salud en los veganos, y de repente encuentre un gráfico que le indique cómo disminuye la huella de carbón con el veganismo, y esto la lleva a la conducta de defensa del medio ambiente y la naturaleza, como puede ser cuidar ríos y océano del plástico que es responsable de muchas muertes de animales marinos, o dejar de usar cuero, que para eso ya hay materiales artificiales tan buenos y lindos como el cuero; y así va sumando razones a su estilo de vida. Particularmente he pasado y estoy pasando por esto, por eso transmito mi experiencia, y ¿por qué no apoyar una conducta donde, poniendo un ejemplo sencillo, luchemos porque no hayan más pájaros enjaulados y encarcelados injustamente toda su vida? Esto es solo un pequeño ejemplo.

Con respecto a la salud, ya se cuentan por miles los estudios que han demostrado las ventajas de la alimentación basada en plantas , y ya son miles los médicos que la han abrazado y la han recomendado a sus pacientes. También se cuentan por miles y miles las personas que han obtenido beneficio de esta alimentación, sobre todo en el tratamiento de enfermedades crónicas tipo hipertensión, obesidades mórbidas, diabetes, enfermedades cardíacas y enfermedades cardiovasculares, entre otras. Pero, ¿pueden sufrir los veganos de enfermedades crónicas como cáncer, diabetes e hipertensión, por ejemplo? ¡Por supuesto que sí! Estamos hablando de personas veganas, no de robots veganos. Es algo un poco inocente pensar que entre los veganos no habrán enfermos, pero la proporción de enfermedades crónicas en personas que se alimentan a base de plantas es menor y es más fácil enfrentar la enfermedad.

Hay miles de estudios a la disposición de todo el que quiera buscarlos y leerlos que avalan esto; de todos es conocido el daño que puede hacernos la grasa animal. Es común oír que a una persona le dió un infarto porque se le taparon las arterias por tanta grasa, hasta los médicos lo admiten, pero nunca oímos que a una persona le dió un infarto por comer muchos vegetales. Si ya el mundo médico sabe que la dieta basta en plantas puede solucionar algunos problemas, ¿por qué no planteársela al paciente y que éste decida? Por ejemplo, en el área cardiovascular se realizan operaciones quirúrgicas de gran magnitud y salvan la vida del paciente, pero si no se le plantea que debe cambiar su estilo de vida que incluye dieta, ejercicio y manejo de emociones, su futuro será regresar a otra cirugía que pudo haberse evitado.

Con respecto al ambiente:

También son miles los estudios que demuestran el beneficio en la huella de carbón y el cambio climático si se abraza la alimentación basada en plantas. Del 15 al 18% de los gases del efecto invernadero provienen de la cría de animales para productos de alimentación. Eso contribuye en alta proporción al cambio climático, lo cual a su vez determina trastornos en la biodiversidad, incluso hasta la extinción de algunas especies.

Además, se necesita 10 veces más agua para producir 1 kilo de carne que de granos, cuando los dos proveen las proteínas necesarias. Se necesitan 15.000 litros de agua para producir 1 kilo de carne de res, 4.844 litros de agua para producir 1 kilo de carne de cerdo, 3.900 litros de agua para producir 1 kilo de carne de pollo y 1.800 para producir 1 kilo de soja. Los vegetales necesitan muchísimo menos.

Cada vaca produce de 80 a 120 kilos de metano por año y se calcula que hay aproximadamente 2 billones de vacas; este metano es el mayor responsable del efecto invernadero, siendo responsable del 18% del total del efecto invernadero.

Aproximadamente 70% de la superficie terrestre cultivable se utiliza para criar animales, reproducidos de forma antinatural y abusivamente con inseminaciones artificiales, y que van a alimentar solo a un pequeño porcentaje de la población. Una vaca vive aproximadamente 20 años en vida natural y tiene 1 o 2 becerros; en las granjas se les utiliza para parir unos 10 becerros en unos 12-15 años, los cuales van a ser separados de ella a las 24 horas de nacido con gran trauma para los dos, para negociar su leche y vender al becerro a los 3 meses como "carne fresca".

Por eso, el argumento de que "si no matáramos a las vacas, no cabrían en el mundo" es absurdo. La humanidad está creando artificialmente una superpoblación de animales y a muy alto costo para el planeta. Las estadísticas dicen que mueren en el mundo 3.000 animales por segundo, 345 millones diarios y 140 millones de toneladas de peces; eso entre los reportados nada más.

Solo 20% de la superficie terrestre cultivable se utiliza para sembrar vegetales consumibles. Utilizamos los mayores recursos en producir una carne que solo va a llegar a un pequeño porcentaje de la población, cuando podríamos estar alimentando a la mayoría con productos vegetales que igual van a proporcionar los nutrientes necesarios para vivir bien. Producir alimentos de origen animal es muchísimo más costoso que cultivar vegetales. La manera más eficaz en que puedes combatir la emisión de gases es adoptando una dieta vegana.

Las legumbres se adaptan al cambio climático, fijan el nitrógeno y contribuyen a reducir las emisiones de gases, esto sumado a ser una excelente fuente de proteínas y muy económicas, nos hace pensar: ¿por qué cultivarlas para alimentar a los animales y no a los humanos? ¿Por qué utilizar los recursos para aumentar la cría de animales y alimentar a unos pocos, en vez de aumentar el cultivo de vegetales y legumbres que van a alimentar a muchos?

No parece muy buena opción para un futuro y hay un planeta que dejarle a nuestra descendencia; no podemos vivir sin pensar en los que vienen después de nosotros. La gente vive como si el mundo se fuera a acabar con ellos, viven con la idea de "yo complazco mis gustos y no me importa lo que venga después de mí".

Ser ambientalista y carnívoro parece ser una incongruencia.

Capítulo 4: ¿Por qué abandonan algunas personas el veganismo?

Cuando tú has adoptado el veganismo de una forma consciente y estás plenamente convencido que es lo correcto para todos y por todo , y realmente crees en ello, no vas a regresar al otro estilo de vida. Ya eso antes lo expuse cuando dije: "muchos omnívoros, después de oír y ver esas razones y argumentos, **si están plena y profundamente convencidos de que es lo correcto**, se hacen veganos."

Pero si has adoptado el veganismo porque te presiona alguien, o estás en un círculo social que cree en eso, o porque una iglesia te lo impone, o por moda, o por una pareja, es muy probable que lo dejes después de un tiempo. También porque la presión social para no ser vegano es mucha, o muchas veces por desinformación o miedo a lo desconocido. Otras veces porque es más cómodo seguir una postura social, otras porque es lo que se nos enseñó culturalmente, otras porque no estamos dispuestos a hacer grandes cambios en nuestra vida, y otras porque no queremos sacrificar un placer en pro del bienestar de otros seres vivientes. Vivimos en un mundo donde vemos productos animales en todas las áreas, no solo en la comida. Además, la gente tiende a hacer "lo que todo el mundo hace".

Actualmente hay mucha presión social sobre los veganos, como ha pasado en la historia siempre que hay un cambio social. No es fácil cambiar los gustos alimentarios que nos han sido inculcados desde que nacemos, así que debes estar muy seguro cuando tomas la decisión de hacerte vegano. No en todas partes vas a encontrar productos veganos, lo cual es una traba muchas veces, pero sí puedo decirte que el veganismo y toda su infraestructura va creciendo a pasos agigantados.

Me ha tocado ver cosas que antes ni hubiera imaginado; restaurantes con nuevas opciones veganas, chefs reconocidos aceptando el veganismo y participando con recetas (así no sean veganos), pasteleros famosos adoptando la pastelería vegana, médicos y científicos famosos sumándose a este estilo, grandes personalidades adoptándolo y defendiéndolo.

Las personas que utilizan el estado de salud para abandonar la alimentación basada en plantas, buscan una excusa, pues si sabes comer adecuadamente basado en plantas, no tienes por qué tener ningún déficit nutricional, al contrario. O simplemente no investigaron sobre su nueva alimentación, pero por experiencia te digo que los veganos que conozco saben más de nutrición que la población omnívora. No conozco la razón, pero la población que se alimenta de plantas es más dedicada a investigar sobre nutrición. Muchos de lo que veía en consulta estaban muy bien informados.

Otras personas utilizan el argumento de que ya no quieren tomar vitamina B12, pues es un nutriente que tienes que suplementar si te alimentas de plantas, pero debido al empobrecimiento de los suelos que ahora se dedican a la ganadería o cultivos indiscriminados para mantener la ganadería, los omnívoros también están padeciendo de déficit de vitamina B12. Este déficit de B12 en los suelos ha obligado a los ganaderos a suplementar al ganado con B12 , la cual vas a ingerir luego tú con sus productos. Así que el suplemento de vitamina B12 ha dejado de ser exclusivo para los veganos y se ha convertido en suplemento para toda la población en muchos casos. Como sea, me parece más honesto aceptar que les hacen falta los sabores de origen animal, pero las papilas gustativas no pueden regir nuestra salud y moral. Nuestras papilas gustativas no pueden ser nuestras dueñas. Por esto, el argumento de dejar de ser vegano porque no quieras tomar B12 pasa a ser un argumento muy pobre.

Capítulo 5: ¿Qué esperar de mi entorno si me hago vegano?

Obviamente depende de cual sea tu entorno.

Por experiencia personal y de otras personas te digo que si no es un entorno vegano, será mucha la gente que te critique, se burle de tu decisión y te excluya de alguna manera, o calle ante tu decisión, pero no la acepte en el fondo. La gente no tiene que compartir tu decisión, solo aceptarla sin atacar; aunque reconozco que esto está cambiando.

Tu familia y amigos pueden preocuparse por tu salud o porque crean que ahora perteneces a una secta, por falta de información. También podríamos decir que los carnívoros son una secta si queremos etiquetar a la gente por lo que come. Tu pareja, si no es vegana, puede reclamarte esta actitud, ya que vas a cambiar hábitos en tu casa.

Será difícil si compartes hogar con no-veganos, pero no imposible. Sentirás rechazo social en muchas oportunidades y hasta burlas; hasta te harán sentir culpable por no poder compartir con ellos , por ejemplo, en un restaurante sin opciones veganas, o tener que buscar uno con opciones veganas por ti. Y te lo van a hacer saber, tratarán de hacerte ver que rompes el grupo.

Al principio te parecerá increíble que la gente que te rodea no sea capaz de entender lo que haces cuando tú piensas que es lo correcto, o que la balanza se incline hacia el que defiende el abuso animal sobre el que lo adversa. ¿Cómo puede ser menos humano y compasivo defender el abuso, tortura y asesinato animal? ¿Cómo puede la gente pasar esto por encima? Al principio te costará entenderlo. No todos tienen la misma sensibilidad ante el tema. Es difícil que alguien que lo tome a burla sea capaz de empatizar contigo, mejor tomar otra conducta ante esto. Muchas personas no tienen esa sensibilidad ante este tema, lo cual no quiere decir que no lo tengan hacia otros, y poco a poco aprenderás a desenvolverte socialmente en un entorno que no sea vegano, sin necesidad de sacrificar tu decisión.

Una cosa que me llama la atención es la predisposición de la gente ante el veganismo, sin conocer realmente de qué se trata, ni los motivos que llevan a la persona a hacerse vegana. Personas que me han oido decir que soy vegana inmediatamente me dicen: "yo no quiero ser vegana" o "yo no podría ser vegana" o "pero yo no voy a dejar de comer carne". Todo sin siquiera haber cruzado sino pocas palabras, ni yo haber preguntado nada. Es como que algunas personas se colocan inmediatamente a la defensiva por haberles dicho simplemente "yo soy vegana". Pero así es la raza humana, reacciona defensivamente ante lo desconocido o nuevo.

Poco a poco te acostumbrarás y entenderás que cada cabeza es un mundo y que hay cosas que no vas a cambiar, y que tienes que estar tranquilo con tu conciencia, no con la de los demás . Además, hay más no-veganos que veganos en este mundo. No trates de entenderlos, solo sé firme en tu posición y acepta que esto es así y que si realmente estás decidido a adoptar este modo de vida, te vas a ver envuelto en esta telaraña. Tienes que aprender a compartir con tu entorno sin enfrentamientos, muchas veces inútiles.

Tampoco trates de educar en este sentido al que no te lo esté pidiendo; yo solo hablo de esto con el que está interesado o acude a mí para consulta profesional, ya sea como médico o como coach nutricional vegana. Acostúmbrate a que muchas veces se burlen de tu decisión, recuerda que la violencia, por muy pequeña que sea, es el arma de los que no tienen la razón. Te lo digo por experiencia propia, el principio es lo más difícil, ya buscarás mecanismos para ser aceptado aunque no lo compartan contigo.

Capítulo 6: ¿Por qué la gente opina sobre veganismo sin base?

A mi manera de verlo, hay varias razones y estas pueden aplicarse a cualquier tema nuevo que aparece en la humanidad:

1.- La gente siempre opina, no importa si sabe sobre eso o no, igual opina.
2.- Los mitos alimentarios que te dicen y recalcan sin bases reales ni científicas, se transmiten vía oral año tras año, generación tras generación.
3.- Hay una industria muy poderosa y de muchos billones de $ detrás de los productos cárnicos, que muchas veces no toma en cuenta ni la salud, ni la ética. No son imparciales, por lo tanto, es difícil cambiar viejos conceptos. La industria opina lo que le interesa y la gente repite.
4.- La gente en general le teme a lo nuevo. Las cosas van cambiando de generación en generación y la generación anterior siempre descalifica a la nueva.
5.- La falta de pensamiento crítico para evaluar nuevas opciones.
6.- El miedo a lo nuevo.
7.- La teoría del "todos o nadie". Todos lo hacen o nadie lo hace.
8.- El marketing manda. Lo que el marketing opine, se toma como verdadero.

Por ejemplo: por muchos años se nos ha impuesto la necesidad de comer y tomar leche. De generación en generación se inculcó la necesidad de tomar lácteos, pero me pregunto:

antes de tomar leche, ¿de dónde sacaban los humanos el calcio? ¿cómo sobrevivían los niños? Se calcula que el ser humano toma leche desde aproximadamente 6.000 años a.C., ¿y antes? También se ha determinado que la humanidad empezó a hacer queso porque era intolerante a la leche y era una manera de poder ingerirla, además de que duraba mucho más, y fue haciéndose tolerante con el tiempo. También se especula que el ser humano comenzó a tomar leche para obtener calcio, pero, ¿en esa época quién hacía estudios de los alimentos para determinar sus minerales? En el 6.000 a.C., ¿quién determinó la concentración de calcio en la leche?

Lo cierto es que muchos años han pasado desde entonces y ya se sabe que no es el único alimento que puede proporcionarnos calcio. De hecho, no es el mejor calcio para nosotros y la leche es un alimento inflamatorio; nada bueno. El calcio tenemos que buscarlo de donde lo sacan los animales, pues ellos no lo producen, solo lo ingerimos a través de ellos. ¿Nunca te has preguntado de dónde sacan las vacas su calcio? Pues es un mineral, lo sacan del suelo, no lo producen ellas. Lo ingerimos a través de su leche o a través de las plantas, lo que quiere decir que sí podemos vivir y desarrollarnos sin leche de vaca, pero desde que nacemos nos la dan porque "siempre" se ha hecho y la gente, incluyendo a los prestadores de salud, opina que es bueno.

No se dedican a investigar sobre lo nuevo, en este caso sobre la ingestión de calcio a través de las plantas, sino que repiten y opinan.

Debido a esto, no solo los veganos deben tener información veraz sobre la alimentación basada en plantas, sino que la gente en general debe recurrir a la información antes de opinar. Si en tu entorno hay un vegano, no lo descalifiques; trata de averiguar de qué se trata antes de opinar. Así mismo, si recurres a un prestador de salud, ya sea médico o nutricionista, y al evaluarte te da la solución de "tienes que empezar a comer carne", pídele que te refiera a otro facultativo que esté mejor informado sobre el tema y que te ayude sin necesidad de juzgarte ni ir en contra de tu decisión.

Igualmente, si se trata de un familiar y te preocupa su salud, infórmate bien antes de opinar.

Capítulo 7: ¿Por qué se ataca al veganismo?

La costumbre de comer animales y sus productos es muy antigua. Carne se come desde la prehistoria; leche y sus derivados desde aproximadamente 6000 años a.C.

Anteriormente, la gente en los campos criaba una vaca en su casa y de ahí obtenía su leche, o criaba gallinas, todo en un ambiente doméstico. En una época, comer carne era signo de status social; solo la comían los ricos. Con el paso del tiempo y la industrialización, se empezaron a criar animales de manera que cada vez era más anti-ética, para poder tener muchos y ganar más dinero, hasta el día de hoy en que se ven horrores en este campo, que se pueden considerar incluso inhumanos, dado que somos la llamada raza superior y supuestamente tenemos una cualidad de compasión que no tienen otros animales vivientes. ¿Por qué atacar la compasión?

Estas acciones horribles se usan no solo para obtener carne, sino todos los productos de origen animal. No es mi intención mostrar tales horrores, el que desee verlos puede consultar las redes, ahí está todo; y aunque no soy del estilo de mostrarlos, a veces es necesario que la gente vea las cosas para creerlas, y no a través de la información de otras personas. Si eres de los que desea enterarte exactamente, visita las redes. A veces es bueno un choque de realidad.

Dado que cada vez se irrespeta más a los animales como seres sintientes y se les trata como cualquier mercancía sin vida propia, un grupo de personas se sintió tocada en sus sentimientos por esto y de ahí, a mi manera de ver, nace el veganismo. Ya desde miles de años AC existía el vegetarianismo, y en algunos casos, también el veganismo en menor escala. Con el paso de los años, estas personas comienzan a sentirse mejor y se comienza a investigar sobre la necesidad o no de ingerir animales, y de ahí surgen una cantidad de conceptos sobre salud. ¿Por qué atacar a un movimiento que está planteando nuevas opciones?

El término "veganismo" se acuña en 1944, y se riefiere a cualquier actividad donde se abuse física o emocionalmente de los animales para utilizarlos como ropa, bases para productos químicos, maquillaje, entretenimiento o cualquier otro uso o actividad.

Como lo veo yo, es increíble que aún hoy en día existan espectáculos como las corridas de toros, donde se tortura lentamente a un animal inocente hasta morir y un grupo de personas se divierte con ello; y esto es solo un ejemplo de un espectáculo donde se torturan animales , pero hay muchos alrededor del mundo y en casi todos los países, unos más que otros. En todos, lamentablemente, el culpable es el hombre que utiliza su inteligencia y su conciencia para abusar, la mayoría de las veces "inhumanamente", de los animales. Pero parte de la sociedad ya ha levantado su voz ante estos ritos barbáricos. ¿Por qué atacar al que decide ir en contra de conductas tan aberrantes del ser humano, como es la diversión basada en sangre de inocentes?

Un grupo de personas ha decidido levantar su voz contra el horror que se perpetra a diario con millones de animales. La raza humana es muy apegada al concepto de "todos" o "nadie"; si todos lo hacen es bueno, si nadie lo hace es malo; sin conciencia crítica muchas veces. Por eso, los cambios sociales son tan difíciles. Las personas a veces siguen al rebaño sin detenerse a pensar en la maldad o bondad de sus acciones. La industria cárnica reporta muchísimo dinero a sus dueños, quienes no se detienen a pensar ni en ética, ni en moral, ni en salud. Cada vez crean formas más intensas de aumentar su producción, sin detenerse a pensar en el sufrimiento animal ni en el daño que está ocasionando el crecimiento de enfermedades crónicas. ¿Por qué atacar al que está tratando de mejorar la salud en el planeta?

Aquí es necesario hacer una distinción; la sociedad ha decidido cuales animales servirán para unas cosas y cuales para otras. Los animales llamados domésticos, perros y gatos, son para quererlos y cuidarlos; se supone (y así es) que tienen emociones. El resto de los animales se supone lo contrario, por lo que se abusa de ellos de muchas maneras, sin cargo de conciencia. ¡Error gigante! Criticamos a los asiáticos porque comen perros, pero la sociedad occidental come cerdo sin ningún prejuicio ni lástima, cuando está demostrado que también tienen sentimientos, sienten dolor y son inteligentes. ¿Por qué no hacemos corridas con perros? ¿Por qué la sociedad decidió hacerlo con un toro? Creo que nunca tendremos esa respuesta, pero esto es lo que generó el nacimiento del especismo. El especismo dice que todas las vidas valen. ¿Por qué atacar al que decidió defender la vida de todos los animales?

Como toda acción tiene una reacción, un grupo de gente decide ir contra el mandato social de abusar, torturar y asesinar animales como algo normal y divertido. Decide defenderlos, ya que ellos no tiene voz, y por eso son atacados; con cada ataque viene una respuesta agresiva, y caemos en un círculo vicioso.

A medida que la ciencia avanza, se encuentran evidencias de que se puede vivir sin comer productos animales; sin usar pieles; que puede haber entretenimiento sin que medie un animal torturado, enjaulado, encerrado, separado de su madre al nacer para aprender trucos a fuerza de choques eléctricos o golpes. Se desarrollan materiales artificiales, se sustituyen algunas pruebas de laboratorio, se inventan todo tipo de productos que no impliquen usar elementos animales.

Pero al mismo tiempo, un grupo de personas defiende lo contrario, ya sea porque tiene intereses económicos, porque no ha hecho suficiente empatía con la vida animal, porque no ha desarrollado un sentimiento de compasión hacia los animales, porque no quiere enfrentar nuevos retos y un nuevo mundo, porque no quiere poner su granito de arena en contra del cambio climático, porque no le interesa mejorar el planeta para futuras generaciones, porque no cree en el cambio climático, porque no está dispuesto a sacrificar sabores aprendidos, porque liga disfrute de vida con comer cárnicos, porque le gusta cazar animales inocentes en plena desventaja por parte del animal, porque quiere ganar dinero con su industria sin importarle la salud de la gente o, simplemente, por alguna mezcla de estas razones.

Y así llegamos al enfrentamiento que está sucediendo entre veganos y no veganos.

Hay pruebas científicas que sustentan a ambos bandos con respecto a salud y medio ambiente, así como hay estudios científicos que atacan a ambos bandos con supuestas pruebas irrefutables, y esto confunde mucho a la gente. Podemos encontrar pruebas a favor o en contra de ambos lados. Hay que ser selectivos y escoger muy bien lo que se lee; es muy importante ver la objetividad de los estudios y quién los financía.

Hemos visto actos violentos y no violentos que defienden o atacan ambas posturas. No estoy de acuerdo con la violencia ni con la imposición, sino con mostrar evidencias y dar argumentos, y esto va con los veganos y no-veganos.

No podemos negar los argumentos éticos del veganismo. Tú puedes no compartirlos, pero no puedes negarlos; lo mismo ocurre con los argumentos y pruebas del daño que se le está haciendo al medio ambiente. La sociedad debe encargarse de buscar soluciones, y a lo mejor el veganismo es un grito de ayuda para equilibrar la vida en el planeta o para plantear una vida diferente.

La industria cárnica, que incluye también huevos, leche y derivados, en su afán de ganar dinero como sea, ha implementado conductas que son absolutamente inhumanas para aumentar su producción, como si de piedras se tratara y no de seres vivos que sienten y padecen. Se trata de seres vivos y sintientes que deberían ser tratados con compasión y conciencia.

Estos productos, que han sido obtenidos a través de dolor, muchas veces se pierden o solo alimentan a una pequeña parte. La industria no pone fin a esta situación, pero las personas están rebelándose ante esta aberración. Por otro lado, la información se ha globalizado y todos tenemos acceso a situaciones que antes desconocíamos; si estás interesado, en las redes consigues todo.

Si no compartes la filosofía vegana, tampoco la ataques. Empatiza.

SEGUNDA PARTE:
Sobre Salud

Capítulo 1: Alimentación y nutrición vegana

Alimentación y nutrición son dos conceptos diferentes.

La alimentación es un proceso voluntario por medio del cual vas a proveer a tu cuerpo de alimentos; esto incluye comprarlos, prepararlos e ingerirlos.

La nutrición es un proceso involuntario en el cual la célula va a extraer de los alimentos todos los nutrientes necesarios para sus procesos metabólicos y su vida.

Por eso, puedes pensar que estás bien alimentado pero no bien nutrido. Si te has alimentado pero no has ingerido los nutrientes necesarios, no te has nutrido. Si te has alimentado de productos ultraprocesados a los cuales se les han eliminado los nutrientes básicos y se han sustituido por elementos no nutritivos, tampoco te has nutrido.

Las personas pueden estar mal nutridas con cualquier tipo de dieta que adopten, y las personas son libres de adoptar cualquier tipo de alimentación que consideren.

Si una persona decide ser vegana, o alimentarse a base de plantas, debe ser respetada. En mi experiencia personal, les digo que las personas que escogen este camino alimentario a base de plantas se educan y capacitan para nutrirse bien, mucho más que los omnívoros o carnívoros. En veganos lo que veo es que estudian bastante a fondo el tema alimentario; por lo general están bien instruidos en nutrición.

La alimentación basada en plantas es capaz de proveerte de todos estos nutrientes sin necesidad de ingerir productos de origen animal, aunque seguimos haciendo incapié en la necesidad de ingerir vitamina B12 por lo pobre de los suelos y porque además se barre de los alimentos al ser lavados minuciosamente.

Capítulo 2: ¿Qué está contribuyendo al crecimiento del veganismo?

Es innegable el crecimiento de este movimiento a nivel mundial. No solo crece en cantidad, sino que se expande a todos los países. Las principales razones son:

A. El avance de la ciencia en el conocimiento de la alimentación y nutrición basada en plantas. Multitud de estudios científicos avalando las ventajas de esta alimentación y su función en la salud.
B. La globalización, la información transmitida, internet, YouTube, Instagram; su divulgación por grandes científicos, médicos y nutricionistas.
C. La gente se ha dado cuenta que comer a base de plantas no es solo comer lechuga y tomate, que abarca una amplia y rica gama de comidas, incluyendo postres.
D. La adición y recomendación que han hecho grandes chefs, tiendas y fábricas de alimentos conocidos, a este tipo de alimentación. Así muchas veces no la practiquen ni la compartan, el crecimiento de la población vegana es tan grande que no quieren perder ese público. Grandes cadenas de comida rápida y muchos restaurantes ahora tienen opciones veganas.
E. El apoyo de grandes personalidades en el mundo científico, intelectual, deportivo y del entretenimiento.
F. El desarrollo de una sociedad más compasiva.

G. Los estudios sobre conducta animal.
La responsabilidad que está tomando el ser humano hacia la protección del planeta y el medio ambiente.
H. El cambio de actitud de las nuevas generaciones

Este crecimiento ha sido imparable desde hace unos años. Con la globalización, ahora no hay secretos en el mundo y pequeños grupos que había en muchos lugares se han conectado. En unos países ha aumentado más que en otros, pero ya se puede ver en casi todos. El crecimiento del veganismo se observa a nivel mundial, en todos los países, en personas de todas las edades, religiones o culturas.

Capítulo 3: Relación de la dieta basada en plantas con las enfermedades crónicas

El estudio y divulgación de las dietas basadas en plantas, va en la dirección de hacer conocer al público las ventajas para la salud de aumentar la ingestión de vegetales y frutas, y en el caso de la dieta basada en plantas, su ingestión por completo sin alimentos de origen vegetal.

Son numerosos los estudios científicos que hablan de la relación de ingestión de los diferentes productos animales con el aumento de enfermedades crónicas.

En las últimas décadas, la industria cárnica ha tratado de que aumente la ingestión de carnes, leches, queso, huevos, yogurt, cremas de leche y numerosos productos más cuyo origen es animal. Además, ha aumentado peligrosamente la ingestión de productos procesados y ultraprocesados, los cuales contienen en su mayoría ingredientes animales, para que mantenga o mejore su textura o sabor.

Afortunadamente, también han aumentado los estudios y recomendaciones que hacen ver a la sociedad las desventajas de alimentarse de productos animales, y el perjuicio que conllevan ya es bastante conocido; está a la vista de todos.

En 2015, ya la OMS dio a conocer el peligro de ingerir carne procesada y su relación con el cáncer colorrectal. Así mismo, hay estudios que relacionan ingestión de productos animales con otro tipo de cáncer, como mama, ovario, próstata, pulmón.

Las nuevas guías y pirámides alimentarias, ahora le dan más importancia a la ingestión de vegetales y frutas, y así la alimentación sea omnívora, recomiendan su mayor ingestión.

Adoptar la dieta basada en plantas tiene como ventaja no ingerir grasas animales saturadas, que están en relación directa con problemas cardiovasculares, oclusión de arterias e infartos, como todo el mundo sabe; por otro lado, no ingerir proteína animal, la cual es inflamatoria y predispone a enfermedades crónicas.

Muchos grupos médicos y hospitales están adoptando la dieta vegana, teniendo siempre el cuidado de que sea equilibrada y mantenga todos los nutrientes. Médicos de mucho prestigio adoptan la dieta y la han relacionado no solo con la mejoría de estas enfermedades, sino con su reversión.

En algunas escuelas ya se ofrecen opciones veganas en los comedores y se está educando a los padres, ya que las enfermedades crónicas pueden aparecer desde la infancia y muchas veces no dan manifestaciones por muchos años, ya cuando el tratamiento es más difícil y la reversión casi imposible.

TERCERA PARTE:
Breve Información sobre Nutrientes

Nota: esto no es una guía, un manual de nutrición, ni una dieta. Si deseas llevar una dieta basada en plantas y lo consideras necesario, acude a un profesional.

Esta es una revisión muy sencilla de algunos nutrientes, para que te hagas una idea de tu alimentación si decides hacerla a base de plantas, y conozcas algunos principios básicos de la nutrición. Por otro lado, para que veas que se pueden obtener todos los nutrientes fácilmente vía vegetal, sin tener carencias (siempre respetando la suplementación de B12).

Es una información dirigida hacia lo que nos interesa aquí: cómo llevar una alimentación vegana adecuada y sana. Respetando conceptos sencillos, ningún vegano tiene por qué sufrir carencias nutricionales.

De manera sencilla, los nutrientes se dividen en macronutrientes y micronutrientes, atendiendo a la cantidad que necesitamos ingerir para estar bien nutridos y obtener nuestras necesidades básicas. Todos son necesarios y funcionan de manera sinérgica en el organismo; sinérgica quiere decir que trabajan de manera orquestada, contribuyendo unos con la acción de los otros. De ahí se deduce que todos son necesarios. Es como un coro donde todas las voces son importantes para que suene bien. No hay súperalimentos, hay súper combinación de alimentos.

1.- *MACRONUTRIENTES*: comprenden proteínas, carbohidratos y grasas.

Solo quiero mencionar algunas cosas que como veganos es bueno conocer. Recuerda que no es un tratado de nutrición, a los veganos o los que están en camino de serlo, les sugiero ampliar esta información de considerarlo necesario. La idea es que te des cuenta que ingiriendo solo plantas, puedes obtener lo que necesitas (te recuerdo de nuevo tu suplemento con B12).

1.a Proteínas:

Son moléculas de gran tamaño llamadas macromoléculas, formadas por cadenas de aminoácidos; estructuralmente forman parte importante de las células. También forman enzimas y anticuerpos, imprescindibles para crecimiento y regeneración celular.

Cada proteína está formada por un número específico de diferentes aminoácidos y en un orden predeterminado, como una cadena de eslabones. Al cambiar el tipo o posición de uno de estos eslabones, ya estamos en presencia de una proteína diferente. Las proteínas se forman en la célula a partir de los aminoácidos, en una estructura celular llamada ribosoma.

La digestión de las proteínas comienza en el sistema digestivo, con las enzimas que rompen estas proteínas en estructuras más pequeñas llamadas aminoácidos , pues las proteínas son moléculas muy grandes y no pueden ser absorbidas, pero los aminoácidos sí. Después de este proceso que escinde las proteínas en aminoácidos, estos son absorbidos en el intestino delgado con la ayuda de enzimas pancreáticas. Estos aminoácidos pasarán a formar parte del "pool de aminoácidos", que es una cantidad fija de aminoácidos que permanecen en las células para usarlos cuando se necesiten.

Existen 20 aminoácidos de los cuales 9 de ellos son llamados esenciales, porque los tenemos que ingerir con la alimentación debido a que nuestro organismo no los produce; el resto se llaman no esenciales, porque el organismo puede fabricarlos. Todos son importantes y necesarios.

Tabla 1

ESENCIALES	NO ESENCIALES
LISINA, METIONINA, FENILALANINA, TRIPTÓFANO, TREONINA, LEUCINA, ISOLEUCINA, VALINA	PROLINA, HISTIDINA, ARGININA, ASPARGINA, GLICINA, ALANINA, SERINA, TIROSINA, CISTEÍNA, ÁCIDO GLUTÁMICO, ÁCIDO ASPÁRTICO, GLUTAMINA

¿De dónde sacan los veganos las proteínas?

Esta es la pregunta con que más comúnmente interpelan a los veganos.

Es una buena pregunta para los gorilas, elefantes, jirafas y rinocerontes del mundo. Los animales más grandes y pesados resulta que son veganos; ¿se han preguntado de dónde sacan las proteínas?

La industria cárnica y otros interesados, se han ocupado de hacernos creer que las proteínas solo pueden obtenerse a través de productos animales, aunque creo que este concepto errado está siendo cambiado gracias a la información. Por supuesto que los alimentos de origen animal también proveen proteínas.

Al proveer a nuestro organismo de todos los aminoácidos, sean de cualquier origen, la célula tendrá la materia prima para formar a su vez las nuevas proteínas que necesite de acuerdo a las necesidades del momento.

Ingiriendo tanto proteínas de origen animal como de origen vegetal, podemos proveer a nuestro organismo de todos los aminoácidos necesarios.

En el caso de los vegetales, algunos pueden ser bajos en uno u otro aminoácido esencial, lo cual es muy fácil de corregir haciendo combinaciones. Se recomienda combinar leguminosas con cereales, lo cual no es necesario hacerlo en la misma comida. Por ejemplo, las lentejas son bajas en metionina y el arroz en lisina, y viceversa. Al combinar estos dos alimentos, se superponen y obtenemos una proteína de alto valor, pero esta ingestión no tiene que realizarse en el mismo plato ni a la misma hora. Así que si usted es vegano y come variado, no va a tener déficit de proteínas ni de aminoácidos.

Siempre es necesario alimentarse de manera variada, sea cual sea la alimentación que usted escoja, pues cada alimento es rico en uno u otro nutriente.

Los vegetales son una fuente muy importante de proteína y suplen completa y perfectamente las necesidades del organismo, si se lleva una dieta vegana bien equilibrada y variada.

1.b Carbohidratos

Son compuestos formados por carbono, hidrógeno y oxígeno, y que son sintetizados por las plantas; sirven como principal fuente de energía celular. La glucosa proveniente de ellos, puede ser utilizada de manera inmediata o guardada en músculos e hígado en forma de glucógeno. Así, el organismo tiene de dónde sacar sus nutrientes energéticos si los necesita.

En general, son conocidos como azúcares y harinas. Han sido demonizados y culpados de diferentes trastornos; lo cierto es que son necesarios para mantener un buen metabolismo, como todos los nutrientes. Todos los vegetales los contienen y están presentes en la alimentación de muchas formas. Obviamente el carbohidrato más conocido es el azúcar, sin la cual podemos vivir perfectamente, pero dada la afinidad del paladar por ella, la hemos "socializado" pasando a formar parte importante de nuestra vida social.

Somos una sociedad adicta al azúcar. A medida que ingerimos día a día azúcar, las necesidades para degustarla aumentan, el umbral al gusto de lo dulce aumenta y necesitamos cada vez más para sentir el sabor dulce. El café que antes te sabía dulce con 1 cucharadita de azúcar, en un momento va a necesitar 2 para que lo sientas dulce. Las papilas gustativas van cambiando su umbral y la cantidad de azúcar que ingerimos para sentir el sabor dulce es cada vez mayor. Además, la industria alimentaria abusa de su uso utilizándola también para aumentar el sabor en alimentos no dulces, para que los alimentos que vende sean más gustosos.

El azúcar es un carbohidrato simple, pero existen otro tipo de carbohidratos llamados complejos que son muy saludables, pues proveen casi todos los nutrientes necesarios.

La OMS es clara con respecto al azúcar y la divide en azúcar libre y azúcar intrínseca, que es la que contienen los alimentos. La relación del azúcar y las enfermedades crónicas es con el azúcar libre, que es la que añadimos a los alimentos y comprende todos sus tipos: azúcar de mesa, fructosa, xilitol, melaza, miel, panela, azúcar de dátil, de coco, jarabes, sirop, etc; tiene muchísimos nombres y así se engaña al público. El azúcar libre o añadida no tiene nutrientes, tampoco hay mayor diferencia entre azúcar blanca y marrón, es prácticamente lo mismo. Algunos autores recomiendan solo 25 gramos o 6 cucharaditas cafeteras diarias.

Si comienzas a ingerir cada vez menos azúcar libre o añadida, la cantidad necesaria para degustarla será cada vez menor y los alimentos antes aceptables te sabrán empalagosos, así poco a poco vas perdiendo el gusto a las cosas muy azucaradas; pero también ocurre lo contrario.

Dada la relación del azúcar libre con las enfermedades crónicas, se recomienda consumirla en muy poca cantidad o 0. No así el azúcar intrínseca contenida en frutas y vegetales, la cual no está en relación con las enfermedades crónicas y viene acompañada de vitaminas, minerales, fibra y fitonutrientes, los cuales ya vimos que necesitan actuar sinérgicamente para tener buena nutrición.

Quiero hacer una mención especial a la fibra: dentro de los carbohidratos encontramos la fibra, uno de los más importantes. Su ingestión debe estar entre 30 y 40 gramos diarios y está en relación directa con la protección de algunos cánceres y otras enfermedades crónicas. Es un carbohidrato no digerible; puede ser soluble, que fermenta en el intestino ,o no soluble, que no fermenta. Ayuda a la digestión, a la absorción de nutrientes, a mantener bajo el colesterol, ayuda al pH del intestino, baja la inflamación en el colon y disminuye el riesgo de cáncer colorrectal, además contribuye a la evacuación. La alimentación vegetariana y vegana es la única que garantiza su ingestión.

1.c Grasas

Las 3 principales a mencionar aquí son ácidos grasos, triglicéridos y colesterol.

Sus funciones son muy importantes en el organismo: son reservorio de energía, forman parte de hormonas y ácidos biliares y transportan vitaminas. De aquí se deduce que son imprescindibles para el buen funcionamiento del organismo, pero hay que vigilar su procedencia por poder tener efectos negativos en la salud.

1.c.a Ácidos grasos:

Pueden ser saturados o insaturados

Los saturados se encuentran principalmente en productos animales, pero algunos productos vegetales también pueden contenerlos, como el aceite de coco y de palma.

Los ácidos grasos insaturados se dividen a su vez en poliinsaturados (omega 3, omega 6 y omega 9), y monoinsaturados.

Las grasas saturadas están en relación con enfermedades crónicas y aumento de los biomarcadores inflamatorios en el organismo. Los ácidos grasos instaurados se llaman omega 3,6,9; se consideran protectores, de ahí su importancia.

Los omega 3 son antioxidantes beneficiosos para la salud, sobre todo cardiovascular. Se denominan EPA, DHA y ALA. EPA y DHA se obtienen a través de pescados y leche materna. El ALA se obtiene a través de semillas, hojas verdes, linaza, soja y otros granos, y puede ser transformado en EPA y DHA.

La relación entre omega 3 y omega 6 es muy importante. La dieta basada en plantas tiene un balance adecuado de omega 3:6.

Los productos animales, algunos procesados y ultraprocesados son altos en omega 6, lo cual va en contra de la salud cardiovascular y aumenta la inflamación y aparición de enfermedades crónicas.

1.c.b - Triglicéridos:

Al unirse 3 ácidos grasos con una molécula de glicerina se llaman triglicéridos; es lo que nos reporta el laboratorio cuando nos hacemos un examen de sangre. Ocurre en células como las del hígado y células grasas y es la manera como el organismo guarda energía en forma de grasa. Es un buen indicador de salud y puede estar aumentado por mala dieta o por otras circunstancias (alcohol, sedentarismo, alta ingesta de azúcar, condición genética).

Los triglicéridos pueden ser buenos predicadores de enfermedad cardiovascular, pero también pueden estar altos por otras razones como pueden ser enfermedad de tiroides y algunos medicamentos, o por herencia. El alcohol o una dieta muy alta en azúcares refinados también los aumentan.

1.c.c.- Colesterol:

Es una grasa que se sintetiza en el hígado. Es de importancia ya que forma parte de la membrana celular y de los ácidos biliares; a partir de él se forman las hormonas sexuales y también contribuye al metabolismo de la vitamina D, de ahí la importancia de mantener niveles adecuados.

Nuestro organismo forma la cantidad de colesterol que necesitamos, pero la dieta que ingiramos ayuda también a su aumento. Al estar aumentado, sobretodo dependiendo de qué tipo de colesterol se trate y la relación entre ellos, nos aumenta el riesgo de enfermedades crónicas. El colesterol no se encuentra en productos vegetales, solo en productos de origen animal.

Los niveles elevados de colesterol están en relación con enfermedad cardiovascular.

Hay 2 tipos que serán reportados en su laboratorio: HDL (conocido como " colesterol bueno") y LDL (conocido como " colesterol malo"); HDL y LDL son partículas que se encargan de transportar el colesterol y varían de tamaño. Para controlarlos, son muy importantes la dieta y el ejercicio, además de tratamiento medicamentoso de ser necesario y siempre indicado por tu médico. Se pueden ver niveles elevados de colesterol desde la infancia.

Aún llevando una dieta basada en plantas, la cual es libre de colesterol, tendrás niveles adecuados producidos por tu propio organismo.

2. *MICRONUTRIENTES*

Se llaman así porque las necesidades básicas del organismo son mínimas, pero todos son necesarios y, una vez más, trabajan sinérgicamente. Aunque unos son más conocidos que otros, todos son necesarios.

Se dividen en 2 grandes grupos: vitaminas y minerales.

1. Vitaminas: su nombre precede del latín "vita", que significa vida. Son sustancias químicas esenciales, lo que significa que el organismo no puede producirlas, por lo tanto hay que ingerirlas con la alimentación y son indispensables para los procesos metabólicos, aunque la cantidad necesaria sea tan pequeña. Las cantidades requeridas diariamente son tan pequeñas que se expresan incluso en microgramos.

Se dividen en 2 grandes grupos: hidrosolubles o solubles en agua, y liposolubles o solubles en grasas.

Las hidrosolubles se excretan por orina y las liposolubles pueden ser almacenadas en pequeñas cantidades.

La carencia de muchas vitaminas al mismo tiempo, puede llevar a un colapso del organismo, como se puede ver en casos de desnutrición severa.

1.a- Hidrosolubles: comprenden las vitaminas del complejo B y la vitamina C

Las vitaminas del grupo B son:
B1: tiamina
B2: riboflavina
B3 niacina
B6: piridoxina
B5: ácido pantoténico
B12: cobalamina
B9: ácido fólico

Los vegetales poseen casi todas las vitaminas, en mayor o menor cantidad, de ahí que se hable de que unos son buenos para una cosa y otros para otra.

En realidad, en el organismo se necesita de la presencia de todas las vitaminas para funcionar bien. El déficit de alguna vitamina en específico puede terminar en alguna enfermedad, como el caso del escorbuto por falta de vitamina C, la pelagra por falta de vitamina B3 o el raquitismo por falta de vitamina D.

La recomendación es ingerir todo tipo de vegetales para asegurar un buen aporte de todas las vitaminas. Una alimentación vegana consciente, balanceada y variada, no debe presentar inconvenientes con respecto a las vitaminas, con excepción de la B12.

Importancia de la vitamina B12: ésta actúa en la producción de glóbulos rojos, rutas metabólicas de proteínas, grasas y carbohidratos, formación de neurotransmisores y formación de mielina, entre otras funciones. Es una vitamina muy importante; la vitamina B12 es elaborada por bacterias que se encuentran en el suelo y de ahí son ingeridas por los animales que comen el pasto, mismos que van a ser ingeridos luego por los humanos. Actualmente los mismos animales son suplementados con B12 antes de entrar a la cadena alimenticia, dada la pobreza de los suelos por su uso indiscriminado.

Los veganos pueden ingerir la vitamina B12 con alimentos fortificados, pero no proveen la cantidad necesaria. Por otro lado, debido a que los alimentos cultivados son lavados minuciosamente, de estos se barre la vitamina B12 que pueden traer en sus raíces, que es de donde la obtienen los animales. Además, los suelos están empobrecidos debidos a su uso indiscriminado, lo cual obliga a los ganaderos a suplementar también al ganado.

Fuente importante de vitamina B12 en los veganos y vegetarianos es la levadura nutricional, siempre y cuando esté fortificada, y algunos alimentos fermentados. Debido a la importancia de esta vitamina, sobretodo para funciones sanguíneas y del sistema nervioso, es consenso general entre los médicos dedicados a la alimentación vegetariana y vegana que se ingiera vitamina B12 en cápsulas como suplemento, así se evita de manera fácil su déficit, que puede ser muy perjudicial en cuanto a anemias y patologías del sistema nervioso.

Los veganos deben suplementarse con vitamina B12.

1.b- Liposolubles: comprenden las vitaminas A, D , E , K.

Cada una cumple funciones metabólicas muy importantes en el organismo y se encuentran en los vegetales y frutas. Con respecto a la vitamina D, se necesita saber que la mejor manera de producirla es mediante el sol y es muy importante para que el calcio sea absorbido. En comunidades donde hay poco sol, o en periodos de tiempo donde no te expongas al sol, es necesario tomarla como suplemento, pero si estás en capacidad de recibir una pequeña cantidad de sol diariamente, es suficiente; algunos autores hablan de la formación de 20.000 Unidades en 20 minutos. En el mercado se encuentra vitamina D de origen vegetal y ésta puede determinarse por examen de sangre.

Igual de importantes son las otras vitaminas liposolubles, las cuales se encuentran en todos los vegetales, en mayor o menor concentración. La ingestión de vegetales y frutas variadas garantiza el aporte de éstas.

2. Minerales:

Son sustancias inorgánicas necesarias para el correcto funcionamiento del organismo. Son compuestos esenciales, lo que significa que nuestro organismo no los fabrica y debemos obtenerlos con la alimentación. Las cantidades varían con cada mineral, pero todos son necesarios y su déficit se manifiesta en diferentes enfermedades.

Según la cantidad necesaria, se dividen en macrominerales y microminerales. Los macrominerales se necesitan en mayor cantidad; los microminerales en cantidades más pequeñas y son llamados oligoelementos.

Se pueden encontrar libres en sangre o formando parte de otros compuestos, como hormonas, enzimas y proteínas. También forman parte de algunos tejidos e intervienen en numerosas acciones metabólicas y de funciones celulares.

Tanto su exceso como su déficit pueden provocar situaciones anómalas en el organismo.

Macrominerales : sodio, azufre, fósforo, calcio, cloro, potasio, magnesio.

Microminerales: zinc, hierro, iodo, selenio, cobre, flúor, manganeso, molibdeno, cobalto.

Consideraremos algunos:

a.- Calcio: forma parte estructural de huesos y dientes, pero también es necesario para otras funciones muy importantes como contracción y relajación muscular, mantenimiento de la presión sanguínea, formación de enzimas, buen funcionamiento de la membrana celular, transmisión neuronal e interviene en la coagulación. Se necesita de la participación de la vitamina D para su buen funcionamiento; la mejor manera de obtener vitamina D es exponiéndose al sol todos los días un rato.

La ingesta diaria de calcio puede alcanzarse sin esfuerzo con productos vegetales. Si revisas tablas de contenido de calcio, podrás observar cómo algunas semillas, productos de origen vegetal como el tofu y otros vegetales tienen un altísimo contenido de calcio, y su biodisponibilidad es mayor que en otros alimentos. Vegetales muy altos en calcio son ajonjolí o sésamo, chía, almendras, hojas verdes, kale, brócoli, semillas, leches vegetales. Lo importante es que sepas que llevando un dieta a base de plantas obtendrás todo y más del calcio que necesitas.

Generalmente, se relaciona el consumo de lácteos animales con la ingesta de calcio y la protección contra la osteoporosis. Asombrosamente, estudios de universidades y médicos prestigiosos han demostrado lo contrario; estos estudios dicen que el consumo de leche y sus derivados favorece la osteoporosis por favorecer la salida de calcio de los huesos, y han observado que poblaciones donde no se consumía leche y que no tenían osteoporosis, al incluir leche en su alimentación empezaban a presentar osteoporosis. Otro estudio, realizado en una prestigiosa universidad americana, demostró que la ingesta de leche en la adolescencia no disminuye la aparición de osteoporosis.

Tanto el calcio alto en sangre como el bajo, puede traer problemas al organismo. Es muy fácil llevar el control del contenido de calcio en tu sangre con un examen simple de laboratorio.

Puedes encontrar calcio en todos los vegetales, pero sobretodo crucíferas, hojas verdes y granos. Las espinacas son altas en calcio, pero puede no absorberse por algunos antinutrientes que posee la hoja; para que estos antinutrientes desaparezcan, es necesaria la cocción.

Manteniendo una dieta vegetal variada y bien planificada, la ingesta de calcio será suficiente e incluso mayor que en otros tipos de dietas.

b.- Hierro: tiene la tarea de transportar el oxígeno en la sangre por medio de la hemoglobina, forma parte de la mioglobina o proteína muscular e interviene en la respiración celular y otras rutas metabólicas.

Se puede encontrar en fuentes animales (llamado hierro hemo) y en fuentes vegetales (llamado hierro no hemo), siendo mejor absorbido el de las animales, razón por la cual si tomas una dieta vegetariana o vegana, debes estar atento a su ingesta y a llevar una dieta variada que te lo proporcione. No es difícil. Es importante hacer notar que la vitamina C ayuda a la absorción de hierro no hemo, por lo que es recomendable tomar algún cítrico en la comida, como algunas gotas de limón. Aún sin incluir alimentos ácidos, las dietas veganas proveen más vitamina C que otras dietas, así que la ingestión de hierro está cubierta.

Es importante no tomar té, café o cacao al menos una hora antes o después de comer, pues disminuye la absorción del hierro.

Tanto su déficit como su exceso deben ser atendidos; lo más frecuente es ver déficit, que puede producirse por falta de ingesta o por exceso de pérdidas (hemorragias a la vista u ocultas), produciéndose anemia ferropénica.

Si llevamos una dieta rica en frutos secos, legumbres, hojas verdes variadas, hongos, brócoli y semillas, no tendremos carencia de hierro. En este caso, si acompañas con ensalada, puedes usar limón en ellas para favorecer su absorción, o alguna fruta cítrica en ensaladas o postres.

Una vez más, llevar una dieta basada en plantas adecuadamente, te proporciona todos los nutrientes que necesitas.

c.- Iodo: su mención se hace importante por su participación en la producción de hormonas tiroideas, las cuales regulan los procesos metabólicos. Su déficit puede ser grave cuando se trata de embarazadas y recién nacidos. La falta de hormona tiroidea se denomina hipotiroidismo, el cual si se diagnostica es completamente tratable. La falta de hormona tiroides en el recién nacido puede producir retraso mental; debido a que es un retraso mental prevenible y curable, la OMS ha insistido en la iodación de la sal, previniendo así esta patología.

Tanto el exceso como déficit de iodo pueden producir algunas enfermedades.

Algunos alimentos son conocidos como bociógenos porque aumentan la necesidad de iodo; estos son repollo, brócoli, coliflor y repollo de Bruselas.

Vegetales y frutas poseen iodo, pero en cantidades pequeñas; la recomendación generalizada sigue siendo usar sal iodada. Algunos veganos también utilizan polvo de alga Kombu como suplemento de iodo en las comidas, aunque la cantidad que usan es muy pequeña; es más frecuente usar sal iodada.

d.- Magnesio: se localiza en compuestos bioquímicos como enzimas, o formando parte estructural de huesos, músculos y otros tejidos blandos.

Tiene acción en el funcionamiento muscular y de la transmisión nerviosa, además de otras funciones metabólicas importantes.

Su déficit produce síntomas neurológicos que pueden incluir convulsiones o contracciones musculares involuntarias.

Este mineral se encuentra ampliamente diseminado en los alimentos vegetales. Los vegetales que más aportan son los cereales, leguminosas, frutos secos, nueces, frutas. Una dieta vegana balanceada proporciona la cantidad necesaria. Buenas fuentes son las hojas verdes y las semillas, pero se encuentra en todos los vegetales en concentración adecuada.

e.- Zinc: Influye en procesos metabólicos de carbohidratos, formación de enzimas y hormonas, e influye directamente en el sistema inmunológico. Se encuentra en todos los vegetales, pero su absorción puede ser baja.

Es muy importante porque actúa en muchas reacciones enzimáticas.

Cereales integrales y legumbres son buenas fuentes; tomar cítricos o alimentos fermentados en la comida ayuda a su absorción.

También son buenas fuentes las frutas secas o naturales.

Las dietas veganas bien equilibradas proporcionan la cantidad necesaria.

CUARTA PARTE:
Dieta basada en plantas, salud y buena nutrición

Cuando hacemos el cambio a una alimentación basada en plantas, tanto nosotros como nuestros familiares y amigos pueden estar preocupados por nuestra salud, cuando es todo lo contrario.

Otros no lo harán preocupados por nuestra salud, sino siguiendo la máxima fatalista y prejudicial: es que todos comen carne. Pues ya ves, no todos, y cada vez menos.

Se nos ha inculcado desde que nacemos la supuesta necesidad de comer alimentos de origen animal y se han elaborado teorías tipo " formación del cerebro", " desarrollo de la inteligencia", "masculinización", etc; que según los defensores cárnicos, no tendrían lugar sin productos animales.

La industria cárnica ha invertidos muchísimo dinero en este tipo de marketing para tener cada vez más ingresos y cada vez invierte más, a pesar de que en los últimos años la investigación sobre alimentación basada en plantas ha ido aumentando y aumentando sus defensores en todos los ámbitos, echando por la borda la idea de que necesitamos de los productos animales para nuestro desarrollo y manutención en buen estado de salud.

En nuestra sociedad , yo diría que en todos los países, las costumbres se avalan por la expresión " todo el mundo lo hace". También todo el mundo defendía la esclavitud (menos los esclavos) y era incorrecto y barbárico, aunque se veía hasta con buenos ojos. No creo que una sola persona en el mundo la defienda hoy.

Pero también entre los alimentos procesados hay que saber escoger cuáles pueden no ser tan sanos. Una rama de la industria alimentaria está comprometida con la alimentación vegana y vemos cada vez más cómo se amplía la gama de productos veganos. Aunque critico muchas veces a la industria alimentaria por ir en contra de la salud en muchos casos, hay también personas en esa industria trabajando para mejorar los productos basados en plantas y hacerlos apetitosos y asequibles.

He encontrado alimentos "procesados" que pueden ser consumidos. No todo lo que hace la industria alimentaria es malo, pero hay que saber filtrar. No todas las intervenciones químicas en los alimentos son malas, pero por eso hay que estar bien informados. Hazte un seguidor del etiquetado, lee las etiquetas de los que consumes, aprende a leer etiquetas y vas filtrando tu lista.

Si sigues una dieta basada en plantas variada, con buen aporte de macro y micronutrientes, no es necesario que ingieras vitaminas ni minerales extra, exceptuando la vitamina B12 que sigue recomendándose.

Estudios científicos han avalado la mejor salud en personas que se alimentan a base de plantas, reportando entre 16 y 25 % de menor riesgo de sufrir o morir por enfermedades crónicas.

Si decides adoptar una dieta vegana, te recomiendo que te informes sobre nutrición. También lo recomendaría para cualquier tipo de alimentación; hoy en día puedes ver miles de productos atractivos que ni son sanos, ni te proporcionan buena nutrición. Ningún tipo de dieta está carente de mala nutrición si no sabe llevarse bien. El adoptar una dieta vegana es una decisión personal que debe ser respetada, cualquier haya sido tu motivación. Una vez más te repito que lo importante es que puedes llevar una alimentación basada en plantas sin tener carencias nutricionales.

- ¿Cómo me hago vegano? ¿Cómo cambio mi alimentación?

Hay 2 maneras de hacer el cambio: de una sola vez o gradualmente.

El que escojas una u otra forma, depende de ti mismo.

Pero recuerda que todos los productos de origen animal tienen proteína animal y grasas saturadas, no solo la carne. Estarás libre de la influencia negativa para tu salud de la proteína animal, o estarás poniendo tu granito de arena para mejorar el ambiente, o realmente estarás actuando éticamente por la defensa de los animales, solo cuando completes tu cambio.

Si la razón que escoges para hacerte vegano es salud, ten en cuenta que la proteína y grasas animales las encuentras en todos los productos de origen animal, y que la industria cárnica abarca producción de carnes de cualquier tipo; leche, queso, cremas, natas, embutidos, etc. En líneas generales, siempre escucho a mis clientes y pacientes decir que les costó más dejar el queso que la carne, y es mi propia experiencia. La industria de la leche es tan mala éticamente y desde el punto de vista de la salud, como la de la carne, y el queso es un concentrado de sal, grasas y proteínas animales, entre ellas caseomorfina que estimula los centros del placer, por eso se hace más difícil dejarlo. Investiga bien sobre este tema.

Si lo consideras necesario, busca ayuda profesional. Un profesional debe estar capacitado para ayudarte en tu transición sin juzgarte, ni criticarte, ni tratar de imponerte lo que no quieres.

-Basada en mi experiencia personal, te daré algunas recomendaciones:

#1.- Primero, busca mucha lectura e información. Hay autores importantes con muy buena información que es bueno leer. Lee publicaciones de médicos reconocidos, nutricionistas dedicados a esta área, científicos, universidades. También encontrarás mucha información en las redes; recuerda que la información es buena, pero depende de dónde venga, y todos quieren opinar aún de lo que no saben. A medida que más leas, más aprenderás cosas nuevas y aprenderás a evaluar la calidad de la información. También recuerda que existe información científica contraria al veganismo; ten criterio propio.

#2.- Aprende un poco de nutrición, lo mínimo que necesites saber. Recuerda que apenas se sepa que decidiste hacerte vegano, pueden pasar 2 cosas: un grupo de gente lo va a respetar y un grupo de gente lo va a irrespetar con todo lo que eso conlleva (ataques, burlas, intolerancia). Muchas veces lo harán porque les preocupa tu nutrición, pero otras no. Aprende cómo desmontar mitos sobre el veganismo con información y bases científicas, para que lo uses con las personas que te interesan. Es importante que la gente que te rodea, te quiere y se preocupa por ti, sepa que teniendo una alimentación basada en plantas bien llevada, no tendrás ningún déficit nutricional.

#3.- Recuerda que vas a olvidar sabores conocidos y a aprender sabores nuevos. El paladar se educa.

#4. Todas las recetas se pueden transformar a veganas sustituyendo ingredientes. Aprende a sustituir para transformar tus platos, incursiona en la comida vegana, aprende recetas y trucos por internet, hay muchos.

#5. Comer fuera de casa puede ser difícil al comienzo. Unas ciudades son más abiertas al veganismo que otras, pero todas están cambiando por el inmenso crecimiento de este movimiento. Trata de conocer restaurantes con opciones veganas en tu ciudad o la ciudad que visites, si no, habla con el chef y transforma. Pasta sin queso, pizza con queso vegano, arroces sin carnes, batidos sin leche o con leche vegetales, café o té con leches vegetales, etc.

Si la gente con quien vas a salir tiene la amabilidad de escoger un restaurante vegano, bien. Si no, simplemente habla en el restaurante para transformar algún plato, no dejes que esto sea un motivo de disgusto social. Si es gente que realmente te aprecia, te aseguro que pronto empezará a considerarte a la hora de escoger. Personalmente, en oportunidades he comido con personas que ni siquiera se enteran que soy vegana para no pasar por un momento desagradable; hay casos en que es mejor no entrar en polémica y evitar un mal encuentro, de acuerdo a tu conveniencia. Hay personas que nunca lo van a entender; en estos casos, echo mano de la posibilidad de una alergia, si es lo que me conviene para salir de una situación social desagradable, prefiero la no violencia. Me sorprende cómo respetan esta excusa, pero no son capaces de hacer empatía con tu decisión alimentaria.

#6.- No te prives de hacer vida social ni cambies tu ritmo de vida, solo adecúa tu alimentación a las situaciones que se presenten. Cada vez te será más fácil.

#7. Recuerda: el paladar se educa. Busca nuevos sabores, trata nuevas recetas, investiga comidas de otras regiones. Prueba vegetales y frutas que antes no comías. Usa y conoce las especias y las yerbas. Es un nuevo mundo que vas a conocer; conocerás nuevos sabores y rechazarás sabores aprendidos.

#8.- Aprende a cocinar aunque sea lo básico , busca libros de recetas veganas o busca por internet; hay miles y miles de páginas con recetas, youtube e instagram. Cada vez más chefs y restaurantes se unen al movimiento, así que verás cómo se te abren muchísimas posibilidades en la cocina y encontrarás platos veganos que ni te imaginas.

#9.- Ya vimos que siguiendo una dieta basada en plantas no debes tener ningún déficit alimentario. Varía tus comidas tratando de ingerir semanalmente todos los vegetales de acuerdo a sus nutrientes. Recuerda tomar tu B12; puedes encontrar B12 de toma diaria o semanal.

#10.- Ten en tu casa suficientes ingredientes para cocinar, así te será más fácil a la hora de decidirte por un plato nuevo y será más fácil cocinar comida variada.

#11.- Conecta con grupos médicos, nutricionales y redes sociales donde puedas conseguir información actualizada científica y seria sobre alimentación basada en plantas. Escoge muy bien tus fuentes de información.

#12.- Hazte seguidor de las páginas de cocina vegana por youtube e instagram, te asombrará todo lo que vas a conseguir y aprender. De nuevo, filtra la buena información.

#13.- Planifica tu cocina. Si tienes poco tiempo, aprende técnicas que faciliten la preparación de las comidas, como congelar o técnicas de conservación de alimentos; esto te facilitará el cocinar a diario.

#14.- Aprende sobre los alimentos que debes ingerir diariamente para obtener tus nutrientes. Unos vegetales tienen más de un nutriente que otro y viceversa. Hay combinaciones importantes y alimentos que es recomendable comer al menos varias veces a la semana. Investiga. Cuida tus fuentes.

#15.- Haz una compra grande de cosas básicas para cocinar, que luego vayas sustituyendo a medida que se acaben, como pueden ser las especias, las harinas, algunos enlatados y comida no perecedera.

#16. Todas las recetas se pueden transformar a veganas sustituyendo ingredientes. Aprende a sustituir para transformar tus platos, incursiona en la comida vegana, aprende recetas y trucos por internet, hay muchos.

#17.- No te prives de hacer tu vida social ni cambies tu ritmo de vida, solo adecúa tu alimentación a las situaciones que se presenten. Cada vez te será más fácil.

#18.- Los granos son uno de los alimentos más completos que existe; proveen macro y micronutrientes en cantidades suficientes. Hay muchas maneras como puedes ingerirlos: como principal en una comida, como acompañante, en forma de humus, en ensaladas, en croquetas, en hamburguesas, en albóndigas, en galletas, postres, ensaladas. Yo me aseguro de tener una ración diaria pensando en mi ingestión de proteínas. Recuerda que los granos deben remojarse toda la noche para liberarlos de antinutrientes y pesticidas, lavarlos y colocar de nuevo agua limpia.

#19.- Otro alimento que ingiero a diario son semillas. Es una manera de ingerir ácidos grasos, magnesio, zinc y hierro. Hay muchas y hay muchas maneras de ingerirlas. Puedes comerlas solas como merienda, en batidos, en las comidas, en ensaladas, en los cereales. Son la mejor fuente de ácidos grasos. Ejemplos son nueces, maní, girasol, almendras, chía, linaza o lino, etc. En el caso del lino y la chía debes molerlas. Ingerir todos los días 2 o 3 nueces es buena idea.

#20: Los frutos secos son buena opción como alimento dulce o para aprender a comer frutas. Poseen muchos minerales y vitaminas, pero concentran la cantidad de azúcar de la fruta entera, por lo que debes limitarlos.

#21: Las hojas verdes constituyen la mejor fuente de calcio. En mi caso, las ingiero diariamente aunque sea en poca cantidad, en ensalada cruda con algo de limón, para darles gusto y favorecer la absorción de minerales.

#22: Aprende a leer las etiquetas de las comidas y hazte un fan de las etiquetas. Yo las leo todas, la primera vez que lo haces ya sabes si puedes ingerir ese alimento o no y así vas haciendo tu filtro. Te sorprendería ver la cantidad de productos anunciados como vegetarianos o veganos que contienen ingredientes animales. También evita los ultraprocesados que tienen demasiados ingredientes.

#23.- Particularmente mi lista de compras básicas es así:
Verduras
Legumbres
Vegetales
Hojas verdes
Frutas
Semillas
Frutos secos
Yerbas aromáticas
Leche vegetal
Cereales

Trato de tener variedad de todo, incluyendo especias, y voy sustituyendo lo que se va acabando. Además, puede ser que necesite algún producto ya elaborado y comercial (tofu, seitán, pan y pasta integral, tempeh, quesos veganos, harinas, etc).

De los alimentos mencionados en la lista, ingiero aunque sea un poquito de cada grupo diariamente. Poco a poco aprenderás a hacerlo y ni necesitarás pensarlo.

Por supuesto es más fácil si tu pareja o familia es vegana, o hay otro vegano en casa, pero recuerda: esta ha sido tu decisión, nadie te ha obligado y tú no puedes obligar a nadie. Tampoco nadie debe obligarte a dejarlo.

Al comprar vegetales, fíjate siempre en la calidad. Deben estar frescos, las hojas verdes. El vegetal en buen estado es firme al tacto y no tiene manchas ni escara; las hojas crujientes y de buen olor. Las frutas deben estar duras al tacto, así sabes que son frescas y están bien hidratadas, pues al pasar mucho tiempo en neveras se deshidratan y pueden estar flojas y arrugadas.

QUINTA PARTE:
Actual uso y abuso de la palabra "Vegano"

La alimentación basada en plantas no es nada nuevo en la historia de la humanidad, tampoco el hecho de que algunas personas sientan deber ético de respeto hacia los animales, aunque siempre este grupo ha sido una minoría.

Desde 1944, cuando se inventó la palabra "veganismo", el movimiento empezó a crecer y nunca ha dejado de crecer, pero ya con un nombre. Personalidades muy importantes desde los viejos tiempos, han adoptado esta modalidad. Estamos hablando de miles de años antes de Cristo. Con respecto a las personas que comenzaron a practicarlo por ética, creo que siempre ha habido gente con sensibilidad especial hacia los animales que los impulsó a repeler el abuso animal, aún cuando la palabra «veganismo» no se había inventado.

Con el paso de los años, creció la ciencia y se encontraron cada vez más evidencias de relación de enfermedades crónicas con productos animales, y cada vez se encuentran más. También, al mismo tiempo, creció la avidez cultural por la ingestión de productos animales y el marketing se apoderó de nuestras mentes, impulsando a la gente a consumirlos cada vez más y encontrando artificios para desligarlos de su origen. No es lo mismo ver una cadáver de un animal bebé sangrando, que ver una bandeja blanca cubierta por papel transparente con una pieza de carne limpia en su interior, que para nada te recuerda que fue un animal.

Así que como crece una parte, crece la otra; es una reacción y un enfrentamiento casi innecesario. Hay intereses económicos muy fuertes implicados y también se encontrarán estudios científicos que defiendan y acrediten, o que ataquen, ambos bandos. Pero a mi manera de ver, el solo hecho de que el movimiento haya perdurado y crecido a mucha velocidad, y haya tenido que inventarse una palabra para identificarlo, demuestra que llegó para quedarse.

Gracias a la globalización, el internet y las comunicaciones, muchas cosas que ocurrían eran desconocidas para el público, pero ahora es muy difícil esconderlas.

El grupo donde más ha crecido el veganismo es el de los adolescentes y adultos jóvenes, que están viendo la vida de una manera diferente, y una gran mayoría ha desarrollado una empatía más profunda hacia los animales, además de estar más preocupados por el medio ambiente. Obviamente hay un cambio de paradigma y un aumento de compasión hacia otros seres vivos, con respecto a las generaciones precedentes; se ven actualmente incluso niños que se niegan a comerse un "animalito", pero eso no quiere decir que no haya crecido en todos los grupos etarios. En mi experiencia, la principal razón entre personas mayores es la salud, y entre jóvenes la ética y el medio ambiente.

En los últimos años, he visto un gran cambio en este sentido donde no lo había visto antes; soy vegana desde hace 8 años y cada vez se me hace más fácil comprar mi comida, ir a restaurantes con opciones veganas, encontrar ropa, zapatos o maquillaje vegano, así como cada vez conozco más veganos y más personas que conocen el veganismo.

Pero el uso y abuso de la palabra "vegano" no se ha hecho esperar. Se quiere manipular con esa palabra, pues la industria se ha dado cuenta de este crecimiento imparable y que detrás de lo que esa palabra implica hay un público. Estoy segura que muchos restaurantes, incluso de comida rápida, que ahora muestran opciones veganas, lo están haciendo porque se les está escapando un público que cada vez es más numeroso. Se está convirtiendo en una cuestión de economía. En los últimos años, he visto chefs famosos que en su momento era impensable que cocinaran opciones veganas, defendiendo esta posición, y he visto aparecer cantidad de productos etiquetados como veganos (y que no siempre son).

Y ahí es donde hay que estar atentos.

Numerosos productos que siempre han sido veganos, en el sentido de que no llevan ingredientes animales y no son testeados en animales, ahora tienen el sello de "vegano", y bajo este sello viene el aumento de precio.

Que una avena o una papa sea vegana, no tiene ningún misterio ni necesita mayor aclaratoria como para que lo diga el envase.

En los restaurantes hay que tener cuidado, pues pueden decirte que el plato es vegano porque no tiene carnes ni quesos, pero ¿sabes si se usó grasa animal para elaborarlo? ¿o una base de caldo de res o pollo? Una sopa de cebolla puede o no ser vegana, depende del caldo que utilices. Probablemente no te enteres, pero puedes estar seguro que va a ser más caro que otro por ser "vegano".

Las etiquetas ayudan, soy una fan de las etiquetas, pero las leo una sola vez por supuesto. No necesito repetir cuando ya tengo claro el producto. Te asombrarías de la cantidad de productos "veganos" que tienen sólidos de leche, o miel, o gelatina, por ejemplo.

Con respecto a ropa, zapatos, correas, carteras... muchos diseñadores han adoptado el veganismo y lo han hecho saber con mucha conciencia. A mí también me contenta mucho que se esté desarrollando esta conciencia; hay materiales preciosos que son hechos por la mano del hombre.

Lo mismo ocurre con el maquillaje, perfumes y lociones. Si dicen "veganos" significa que no han sido testeados en animales y no se ha utilizado ningún ingrediente de origen animal. Cuidado; hay productos que dicen "veganos" porque así salen de sus fábricas, pero al entrar a algunos países son testeados en animales por regulación de esos países, lo cual los hace pasar de veganos a no veganos. En internet encuentras toda la información. Es otra área donde se cometen barbaridades inhumanas contra los animales.

¿Implica trabajo? Sí. ¿Implica estar atentos? Sí. Pero si realmente quieres hacer el cambio, te será muy satisfactorio saber que pusiste tu granito de aren, y cada vez será más fácil. Es muy placentero, para los que así los sentimos.

SEXTA PARTE:
Leer Etiquetas

Soy una fanática de las etiquetas y me he llevado muchas sorpresas. Las etiquetas son la información que tiene cada alimento sobre los valores nutricionales del mismo y sobre los ingredientes.

Yo acostumbro a revisar tanto valores nutricionales como ingredientes. No es lo mismo que un alimento tenga grasas insaturadas a que tenga grasas saturadas, y las dos pueden aparecer solo como grasas. En los casos de carbohidratos, pueden estar refiriéndose a azúcares intrínsecas o añadidas; prefiera sin azúcar añadida.

No pases por alto los ingredientes, te puede sorprender la cantidad de productos que dicen ser vegetarianos o veganos y tienen ingredientes animales: sólidos de leche, gelatinas, miel, etc.

O dicen ser "light" pero contienen más grasas que el original de ese mismo producto.

Puede ser "light" porque tiene menos grasa, pero tiene más sal, por ejemplo.

Toma tiempo para leer la etiqueta, lo cual tienes que hacer solo una vez para cada alimento, y así puedes filtrar lo que vas a comprar de acuerdo a tu conveniencia. Es una buena inversión del tiempo. Puedes calcular los gramos por ración o utilizar el % de valor diario llamado VD.

Toma en cuenta que para todos los valores se permite decir 0 si solo tiene trazas del producto, o "0 calorías" significa que son menos de 5; 5 no es 0.

Bajas calorías significa 40 calorías o menos.

Los productos que tienen 2 presentaciones, de las cuales una dice reducida, siguen conteniendo el ingrediente pero en menor proporción con respecto al original; muchas veces tiene menos proporción de uno, porque tiene más proporción de otro.

Cómo leer:

1.- Ingredientes:

- Aparecen en orden a la cantidad que tiene el producto. Si el primer ingredientes es granos, hay más granos que cualquier otro ingrediente. Mientras menos ingredientes, menos procesados es el producto. Los grupos que hacen mucho incapié en comer natural, dicen que los verdaderos alimentos no traen etiquetas, los provee la naturaleza. Prefiere alimentos que contengan pocos ingredientes.

Si un producto es realmente integral, la etiqueta dice "100% harina integral". Si dice solo "integral" o "contiene harina integral", quiere decir que tiene cantidades pequeñas de harina integral.

Con respecto a los ingredientes orgánicos, si dice "100% orgánico" es orgánico en su totalidad, si dice solo "orgánico" tiene solo una parte de ingredientes orgánicos.

Cuando veas un ingrediente que no conoces, no te expongas. Investiga primero de qué se trata.

2.- Valores nutricionales:

- Tamaño de la ración. Las calorías se expresan por ración, no por empaque. Por ejemplo: en un pan de sandwich, 1 ración son 2 rebanadas. Significa que 2 rebanadas tienen el # de calorías descritas, no todo el paquete. Casi todos los paquetes o frascos contienen varias raciones.

- Proporción de grasas: aquí especifica la cantidad de grasas saturadas, insaturadas y trans (o hidrogenadas). Prefiera alimentos con bajo contenido de grasas saturadas. Revisa los ingredientes para ver el origen de las grasas saturadas; el coco puede aportar grasas saturadas.

El total de grasas no debe pasar de 20% de las calorías por ración.

Revisa muy especialmente si contiene grasas trans, en este caso debes evitar completamente ese alimento. El colesterol también te conviene que sea 0 gramos.

- Carbohidratos: aquí aparecerá la cantidad de fibra y la cantidad de azúcar. La cantidad de azúcar añadida debe ser la menor posible o 0; es el azúcar que se añade al alimento al prepararlo y puede aparecer como "azúcar añadida". Algunos autores hablan de menos de 5 gramos por ración; prefiera 0.

Con respecto a la fibra, se considera que más de 3 gramos por ración es aceptable y si es más, mejor. Si ves el VD de fibra menor a 5% es bajo, más de 20% es alto.

- Sodio: es diferente sodio que sal; el sodio es el mineral contenido en la sal. La cantidad de sodio a tomar diariamente está entre 1 y 2 miligramos, que corresponde a 4 gramos de sal (o 1 cucharadita). Prefiera menos de 150 mg de sodio por 100 cc de producto; se considera muy bajo menos de 5 mg por ración.

- VD (valor diario): es la cantidad diaria de nutriente recomendada. Como regla general 5% o menos es bajo, 20% o más es alto.

SÉPTIMA PARTE:
Uso de la Hierbas Aromáticas en la Cocina Vegana

¿Por qué conocer y usar hierbas aromáticas?

Uno de los recursos que más utilizo para cocinar con plantas es el uso de las hierbas. Todas proveen antioxidantes, vitaminas y minerales; unas tienen más de unos y otras de otros, pero todas son fuente importante de fitonutrientes. Son una buena manera de aportar sabor y nutrición a tus comidas.

Además de que a muchas se les achacan propiedades medicinales, confieren un olor y sabor único a las comidas.

Si te gusta la jardinería, disfrutarás mucho cultivándolas en casa; solo necesitas un buen lugar y potes. El olor y gusto de las recién cortadas es incomparable, muchísimo mejor de las compradas en el mercado. Los jardines verticales son una buena opción si quieres incursionar en este campo.

Las hierbas pueden mejorar tanto el sabor de las comidas, que muchas veces no necesitas usar sal o puedes usar cantidades muy pequeñas.

Entre ellas encontramos las que se utilizan para platos salados y las que se utilizan para platos dulces; algunas pueden utilizarse en ambos. Otras se utilizan para té, solas o acompañadas.

Se pueden usar frescas, deshidratadas o en polvo. En realidad, todas tienen poder antioxidante y gran concentración de vitaminas y minerales, pero la cantidad que se usa es pequeña. Debes practicar su uso y utilizarlas de acuerdo a tu gusto. Así uses una pequeña cantidad, además de darle sabor a tus comidas y hacerlas más agradables, estarás consumiendo antioxidantes.

¿Cómo medimos la capacidad antioxidante de una yerba?

Existen exámenes de laboratorio que miden la capacidad antioxidante de los alimentos. Miden la capacidad de absorber radicales libres y se han elaborado listas que determinan la capacidad de cada alimento, encontrando entre las hierbas una alta capacidad antioxidante.

Estas listas no solo dan una idea de la capacidad antioxidante de las hierbas, sino de otros alimentos, estando hierbas, frutas y vegetales en los primeros lugares.

Con esta medida podemos darnos una idea de cuáles alimentos y hierbas son más beneficiosas. Como ya te he dicho, es importante variar la alimentación, pero el usar hierbas aromáticas en los alimentos aumenta su capacidad nutritiva, además de agregar sabor, así que es buen truco para obtener nutrientes. Todas las hierbas aromáticas son antioxidantes poderosos que deben ser consumidos frecuentemente.

Entre las más conocidas tenemos:

Perejil: existen 2 tipos: liso y rizado. En el mercado se puede conseguir fresco o seco envasado. Se conoce su uso desde la época de los griegos. Muy utilizado en comida libanesa, en la ensalada llamada tabule y en el plato llamado arroz verde. Su concentración de vitaminas y minerales es elevada, alto en vitamina A, C y potasio, y muy alta concentración de vitamina K; mantiene concentraciones importantes del resto de los micronutrientes . Puede ser congelado, y fresco es más nutritivo que seco. Es utilizado en platos salados en forma cruda, como ensalada o adorno, y en guisos y sopas. Es utilizado también para preparar té y jugos verdes.

Cilantro: La parte comestibles son las hojas, las cuales deben ser muy bien lavadas después de previo remojo. De aroma y sabor muy fuerte y característicos, se dice que lo amas o lo odias. Pueden guardarse en sitio fresco, en la nevera y congelarse, que no van a perder aroma ni sabor. Me funciona muy bien comprar una buen cantidad, remojarlas, lavarlas muy bien, secarlas con la centrífuga y guardarlas en porciones en la nevera o congelador. Puede ser usada para cocinar o cruda en ensaladas. Alta en potasio, presenta también concentraciones apreciables de betacaroteno, además de vitaminas A, E, K, C y ácido fólico, ácidos grasos y fibra. Se le atribuyen propiedades antimicrobianas usado en forma de aceite. Se utiliza en platos salados, ensaladas, granos, sopas o guisos. Su semilla también es utilizada en la preparación de algunos platos.

Menta: otra especia de sabor fuerte y característico, tiene un olor dulce. Se usa tanto en cocina salada como dulce y también se usa para saborear muchas productos comerciales. La familia de las mentas es muy grande, se habla de más de 15 especies. Se encuentra fresca, seca y en aceites. Muy conocido el mentol y muy agradable en forma de té; se considera digestiva, antitusígena y expectorante. Masticar sus hojas elimina el mal aliento y da una sensación de frescura, por lo que se usa comercialmente en productos de aseo bucal. Alta concentración en potasio, vitaminas del complejo B (menos B12) y vitamina K. En la cocina se usa tanto en recetas saladas como dulces, además de tés y bebidas.

Albahaca: muy conocida por su uso en la cocina italiana, sobretodo en pizzas y pasta, y en la muy famosa salsa pesto. Su cultivo en casa es muy sencillo y la mata es preciosa. Muy alta en vitamina A, magnesio, manganeso y aceites. Su olor es muy penetrante y su sabor inconfundible. Puede ser usada en platos dulces y salados. Cuando se consume en salsa pesto, al ser su principal y casi único ingredientes, se consumen grandes cantidades, lo cual es bueno. Gran poder antioxidante.

Orégano: otra hierba muy conocida gracias a la popular pizza; el orégano hace una muy buena combinación con el tomate. Se consume fresco, seco o en infusiones, y se le atribuye acción expectorante, antigripal y digestiva. Rico en todos los nutrientes, pero en especial vitaminas A, C, y K, así como hierro y una alta concentración de potasio, manganeso y magnesio. Se usa en comidas saladas; cocinado, crudo, seco o molido. Gran poder antioxidante.

Romero: de muy fácil cultivo en un jardín casero o macetas. Alto en aceites esenciales; se utiliza como antiséptico y antigripal. Muy alto en fibra, vitaminas de complejo B, A y C, hierro y ácido fólico. Seco molido o fresco es una fuente elevada de minerales. Su olor y sabor característico provee a la comida sabor especial y exquisito. Se puede conseguir en forma de aceite tanto para cocinar como para untar en la piel.

Tomillo: conocido como condimento de guisos, se utiliza para preservar algunos alimentos; se utilizan tanto las hojas como las flores. Por su aroma penetrante, es usado en la fábrica de perfumes. Puede tomarse como té, en guisos y sopas, fresco o seco molido. Se utiliza como expectorante y antibacteriano. Poderoso antioxidante, buena fuente de vitamina A y C, además aceite, potasio, hierro y zinc.

OCTAVA PARTE: Preguntas Veganas (y mis respuestas)

Un vegano se enfrenta con preguntas y dudas de la gente día, tras día, tras día, tr..... y siempre son las mismas. Siempre es bueno educar y estar preparados. No deberíamos dar explicaciones de cómo comemos, pero sucede. Aquí algunas preguntas (y respuestas válidas):

¿De dónde sacas las proteínas?

A ver... pensemos un poco. Los animales más fuertes y grandes del planeta son veganos. Gorilas, jirafas, hipopótamos, rinocerontes, manatíes; solo comen vegetales. ¿Será que los vegetales también tienen proteínas? Pues sí, los vegetales también tienen proteínas, algunos tanta cantidad como algunas carnes.

¿Y la calidad de estas proteínas? Anteriormente se hablaba de proteínas de alta calidad (carne) y proteínas de baja calidad (vegetales), viejo concepto que ya perdió toda vigencia desde hace muchos años, pues la ciencia y la nutrición avanzan. Ya sabemos que podemos obtener todas las proteínas que necesitamos o de la carne o de los vegetales y todas son de calidad. Los vegetales proveen todos los nutrientes necesarios, incluyendo las proteínas (a excepción, repito, de la vitamina B12).

Pero, ¿si eres vegano tienes que tomar B12?... ¿Siempre?

Sí y sí. ¿Y sabes qué? En muchas partes el ganado se suplementa con B12 también, porque los suelos, por la ganadería indiscriminada, han perdido las bacterias que producen la B12, así que el ganado tampoco puede obtenerla de estos suelos pobres. Ten en cuenta que la B12 es producida por bacterias en la tierra, NO por el ganado, entonces se la damos al ganado para que tú después la ingieras a través de la carne. Así que tanto veganos como no veganos se suplementan con B12; este fenómeno también ocurre con los huevos y la leche. Si escoges ser vegano, debes ingerir B12 como suplemento.

¿Y de dónde sacas el calcio?

Vuelvo a preguntarte: ¿de dónde crees que lo sacan los animales? De la tierra; es un mineral después de todo. Luego tú lo ingieres a través de alimentos animales o vegetales, pero lo importante es saber que los vegetales te proveen grandes y suficientes cantidades de calcio. Unos más que otros, por ejemplo las hojas verdes y el ajonjolí.

Si no nos comiéramos las vacas, habría súper población de vacas.

Pues si no las insemináramos y las obligáramos a parir un becerro anual, no pasaría. Una vaca de forma natural vive cerca de 20 años y tiene 1 o 2 becerros. Con la intervención del hombre vive entre 10 y 12 años y tiene 1 becerro anual, lo que significa que una vaca que pudo tener 1 o 2 becerros en su vida, termina pariendo 12 becerros.

Los animales fueron creados para comérnoslos.

Esta pregunta tiene un respuesta religiosa y una científica.

La científica dice que sí podemos comérnoslos, pero también podemos escoger alimentarnos sin comer animales. ¿Por qué? primero porque ya está demostrada su relación con enfermedades crónicas, y segundo porque detrás de ese bistec bonito en tu plato, hay una historia de horror hacia un ser viviente y sintiente.

La respuesta religiosa es que no creo que Dios creó a los animales para que se desatara el horroroso genocidio y torturas que se están cometiendo con ellos.

Escoge.

Pero, ¿cómo te diviertes si no comes nada?

Nada no. Como miles de cosas, pero no de origen animal. Mi nivel de diversión se basa en cosas que me satisfacen, me alegran y me llenan el espíritu. A mí, comerme un animal sabiendo el horror que vivió no me alegra, ni me satisface, ni llena mi espíritu, y mis papilas gustativas no pueden ser mis dueñas, ni la presión social tampoco. El hecho de que yo no lo haya visto, no borra el hecho de que pasó por eso para que yo me alimentara, cuando puedo alimentarme de otra forma. Si me lo como soy cómplice; no lo maté, pero le pagué a alguien para que lo hiciera.

¡Pero eso es casi una secta!

Cada vez que encuentres en la sociedad que un grupo de gente se separa de otro, lo atacarás diciendo que es una secta. La sociedad no perdona que no sigas sus lineamientos y conductas institucionalizadas, pero el veganismo no tiene connotación religiosa para llamarse secta. Las sectas se autolimitan ellas mismas hasta que se comienzan a empequeñecer y se autodestruyen; el veganismo va en ascenso. Si cada día tiene más adeptos, cada día menos puedes compararlo con una secta. Los veganos no siguen dogmas de nadie, no hay un gurú que los esté guiando y diciendo dogmáticamente qué hacer, como si fuera una religión.

Están levantando una voz de justicia que se está oyendo cada vez más, y son humanos, humanos veganos, diversos, así que puedes encontrar de todo, como en todos los grupos humanos. Relacionarlos con tal o cual grupo político, social o religioso es otra forma de ataque por quienes no empatizan. Yo veo con quién me quedo.

Pero, ¿tú defiendes animales en vez de ancianos y niños de la calle?

A la gente le encanta esta frase. Sí, yo defiendo a los animales, y también a los niños de la calle y a los ancianos pobres. Los animales no tienen voz y ya hay demasiada gente abusándolos. ¿Tú qué defiendes? ¿Qué % de tu sueldo donas para caridad? ¿Cuánto de tu tiempo libre usas para defender algo o a alguien? Te aseguro que muy pocos te contestarán.

¿Acaso defender una causa excluye defender o compadecerse por otra?

Sí, sé que los animales sufren, pero me gusta mucho la carne y el queso.

¡A mí también! Me criaron entre parrillas y comiendo queso a diario, pero al concientizar los horrores que se cometen contra los animales, decidí que mis papilas gustativas no pueden ser dueñas mías, ni de mi salud y mi conciencia, y decidí que no quiero ser más complice de este horror. No mato animales, pero pago para que los maten; ¿cuál es la diferencia? ¿no verlo?

EPÍLOGO

Escribí este libro solo con la idea de compartir mi experiencia como vegana y para aclarar algunas dudas al público de lo que significa y de lo que sentimos.

La idea es que la gente que lo lea pueda hacer empatía con lo que yo llamo: un movimiento socio-cultural basado en el respeto a nuestro propio cuerpo, los billones de seres vivientes en este mundo y nuestro querido, y a veces pareciera que odiado, planeta Tierra; el único que tenemos y el que le vamos a heredar a nuestros hijos y nietos.

Cuando comencé mi camino en esta disciplina, me movió la compasión hacia los animales. Ya yo tenía varios años rescatando animales en la calle para curarlos y darlos en adopción, tarea que me llenaba el espíritu y que consideraba una responsabilidad como ser humano compasivo que soy.

Fue como un rayo cuando un día reaccioné y pensé: ¿qué estoy haciendo? Rescato unos de una vida miserable y se las cambio por una vida justa, pero a otros me los como o los uso para vestir. No los mato, pero pago para que otro lo haga.

Ahí empecé a estudiar lo que es la alimentación basada en plantas, dado que soy médico y por mi especialidad estaba muy cerca de la nutrición. Cada vez aprendí más sobre ella y su relación con las enfermedades crónicas, y no fueron pocas las veces que tuve que enfrentar y aún enfrento discusiones con mis propios colegas, generalmente por desconocimiento del tema de su parte. Ahí me di cuenta que de nada vale discutir, se necesita tener conocimientos para argumentar y demostrar.

También me interesé cada vez más en lo relacionado con ambientalismo y veganismo; es fascinante, pero también es incomprensible cómo sabiendo ya todo lo que sabemos de ese tema, no se han buscado soluciones realmente válidas. El planeta que destruimos no lo vamos a construir de nuevo.

Quise también, además de hablar de mi experiencia personal, incluir algunos conceptos nutricionales. Son conceptos sencillos para ayudarte si tu idea es hacerte vegano, o ayudar a tu familia y amigos a hacer empatía contigo sin preocuparse por tu salud. Esto debido a que muchas veces he visto preocupación en familiares de personas que se hacen veganas, siempre por desinformación. Lamentablemente las escuelas de medicina, me atrevo a decir que de casi todos los países, no incluyen la formación nutricional entre los estudiantes de medicina, o es muy pobre, cuando debería ser una de las primeras herramientas de las que el médico pueda echar mano. Los médicos deberíamos tener más conocimientos de esta ciencia, y además actualizados. Me asombra oír en esta área conceptos que se usaban en los años 50, de boca de profesionales.

Así queda sembrado en la mente de estas personas que no deben preocuparse si un familiar decide tomar este camino, siempre que se sigan las normas. También un omnívoro puede tener carencias nutricionales y se ve todos los días en la consulta. Los veganos tienen a su favor que son más estudiosos de su propia nutrición y respetan más los conceptos básicos al nutrirse.

Si he logrado ayudarte en cualquiera de estos puntos, habrá valido la pena haber escrito este libro.

Compasión…. salud…. ambiente.

www.ingramcontent.com/pod-product-compliance
Lightning Source LLC
LaVergne TN
LVHW041537060526
838200LV00037B/1020